Te$^{18}_{268}$

3808.
B.

LES

PETITS SECRETS

OU

LA MÉDECINE

DES PAUVRES,

CONTENANT DES REMÈDES CHOISIS, FACILES A
PRÉPARER, ET SANS DÉPENSE, POUR LA
PLUPART DES MALADIES INTERNES
ET EXTERNES QUI ATTAQUENT
LE CORPS HUMAIN.

PAR ****.

NOUVELLE ÉDITION.

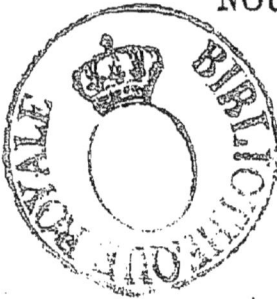

TOURNON,

IMPRIMERIE DE P.-R. GUILLET.

M. DCCC. XXXI.

LES

PETITS SECRETS.

∗∗⁂∗∗

CHAPITRE I.

Pleurésie.

QUAND quelqu'un est surpris de pleurésie qu'il ne s'amuse point aux lavemens, ni aux purgations, ni même aux
saignées suivant la vieille routine, puisque rien de tout cela ne va droit à la
source du mal. Un honnête ecclésiasti-
que disait, il y a quelque temps, que des
pleurésies ayant fait du ravage dans sa
paroisse, tous ceux qui avaient été sai-
gnés durant leur maladie étaient morts,
sans qu'aucun en eût pu échapper. Par
effet la saignée ne sert ici d'ordinaire qu'à
rendre plus faible le patient, et moins
par conséquent capable d'agir avec les
remèdes. Ce n'est pas que je veuille nier
absolument qu'elle ne soit quelquefois
à propos quand il arrive qu'un pleuré-
tique robuste et jeune a évidemment trop
de sang ; car qui nierait alors qu'on ne
lui en puisse tirer, mais au commence-

ment du mal seulement quelque quantité raisonnable ? quoique cela ne soit point absolument nécessaire, puisqu'on le peut fort bien remettre en parfaite santé sans cela par les moyens déjà déclarés au livre des remèdes choisis et par ceux qui sont déclarés ici.

N. 1. Les porreaux donnent des remèdes contre la pleurésie très-faciles et très-assurés. Prenez-en trois ou quatre gros, pilez grossièrement le vert, le blanc et la barbe; étendez-les dans une poêle sur des étoupes qui les enveloppent entièrement; faites-les cuire sur le feu et tournez-les d'un côté et d'autre comme vous tourneriez une omelette; un peu avant que de les retirer de là, vous les arroserez des deux côtés avec du bon vinaigre; aussitôt après vous les appliquerez sur le mal en forme de cataplasme, et sur ce même cataplasme un linge blanc et usé autant chaud que le malade le pourra souffrir, plié en trois ou quatre doubles; cinq ou six heures s'étant écoulées, appliquez un second cataplasme semblable au premier; si vous le jugez nécessaire on pourrait même en composer un troisième pour l'employer au même intervalle; mais il n'est peut-être jamais encore arrivé qu'on fût obligé d'en venir à un troisième. Les moins éclairés comprendront aisément quel avantage ils ont d'avoir en main de semblables remèdes; il s'agit ici de sauver ceux qui sont attaqués de pleurésie; si vous allez par les voies ordinaires, vous épuiserez leur corps et leur bourse par des saignées et des lavemens; mais en leur donnant le remède que je viens de marquer, pourvu que vous ne tardiez pas trop, ils seront libres en moins de 24 heures à bon marché comme vous voyez.

N.° 2. Ceux qui n'auront ni poéle ni étoupes pourront faire un autre cataplasme avec le vert des porreaux qui, étant plus âcre et plus pénétrant que le blanc, se doit, par conséquent, appliquer aux personnes qui ont la peau plus dure. On coupe ce vert assez menu, on le fait bouillir fort long-temps dans du bon vin ou du bon vinaigre, ensuite on l'applique à nu, autant chaud qu'on le peut souffrir, sur l'endroit malade qu'il faut couvrir aussitôt avec des linges bien chauds pliés en trois ou quatre doubles. Il faut que le malade garde le lit et qu'il ne soit pas exposé à l'air.

N.º 3. Ceux qui n'ont point de porreaux ne sont pas pour cela sans remèdes. Vous prendrez trois jaunes d'œuf frais avec leurs germes et de fiente de pigeon que vous broyerez fortement dans un mortier, vous ferez cuire le tout à feu clair et modéré, y ayant mêlé avant d'huile de noix. Le malade étant au lit vous lui appliquerez chaudement ce cataplasme qui lui fera cracher le sang qui s'amassait au côté et le remettra au bout de trois jours, pourvu qu'il se conserve avec soin et qu'il ne fasse aucun désordre.

N.º 4. Quoiqu'il y ait déjà quelques jours que la pleurésie ait saisi quelqu'un, gardez-vous bien de l'abandonner. Trouvez deux coqs, fendez-en un par le dos et appliquez-le tout vif, avec ses plumes, sur le côté nu du malade, choisissant l'endroit où il sent le plus de mal; après une heure vous le retirerez mort et fort puant; substituez-en incessamment un autre disposé de la même manière que vous y tiendrez une autre heure, puis vous délayerez de la chaux vive dans de l'eau claire, de sorte qu'il s'en fasse un mélange en forme de bouillie que vous étendrez sur une feuille de papier gris ; couvrez cette première feuille ainsi chargée de chaux, d'une seconde feuille que vous chargerez de miel ; metez sur ce miel une troisième feuille de papier gris ; vous aurez par ce moyen un double cataplasme que vous appliquerez justement sur le mal du côté où est le miel : on suppose que le malade tiendra le lit et qu'il ne remuera pas le remède de douze heures quoiqu'il lui cause bien de l'inquiétude, parce qu'il opère pendant ce temps-là et fait cracher le pus et le sang, de quoi il ne faut pas s'effrayer puisque c'est un sang extravasé qui ne pourrait que nuire s'il demeurait dans le corps. La fièvre, comme étant symptomatique s'en ira d'elle-même sans autre remède, ainsi qu'il a été dit dans un autre chapitre. Il est à propos qu'on enterre les deux coqs afin qu'ils ne nuisent à personne.

CHAPITRE II.

Calcul.

Nous entendons par le mot *calcul*, la

pierre qui se trouve dans les reins ou dans la vessie ; celle qui se trouve dans les reins se pousse bien souvent hors du corps par des remèdes diurétiques ; mais ce qui est dans la vessie ne sort point ordinairement de là, qu'elle n'y soit ou fondue ou calcinée ; or il est des docteurs qui assurent que cela est impossible et qu'il faut venir nécessairement à la taille ; mais ils se trompent assurément, puisque nous avons vu le contraire de nos jours ; tout ce qu'il y a, c'est que peu de personnes en savent le secret, je ne sais si je l'aurai rencontré, ce que je puis dire, c'est que je proposerai ici quelques bons moyens de décharger les reins du menu sable et du gros gravier, qui donneront, peut-être, quelque atteinte à la pierre de la vessie.

N.º 1. L'ortie morte qu'on appelle aussi ortie blanche, c'est celle qui ne pique pas et qu'on peut manier sans crainte ; infusée toute la nuit dans un verre de bon vin blanc et coulée le matin, décharge les reins, si on boit la coulure à jeun ; ce qui se continue douze jours de suite.

Il faut faire chaque jour une nouvelle

infusion et prendre une demi-poignée des feuilles récentes de la plante pour chaque infusiou.

N.º 2. Nos verres de table réduits en poudre très-subtile, mélée chaque fois au poids d'un écu d'or, et avalée avec trois ou quatre onces de bonne eau rose, sont bons ici.

N.º 3. Quelques nouveaux artistes font bouillir l'argentine dans du vin blanc jusqu'à tant qu'il soit décru de la moitié, ordonnant qu'on boive trois doigts, au matin à jeun, de ce vin, autant de temps que durera la nécessité, tant contre la gravelle que contre la pierre. Les anciens qui ont attribué beaucoup de vertus à l'argentine, ont ignoré celle-ci ou ne l'ont pas crue véritable; l'essai pourtant n'en sera pas mal-aisé, et qui sera sage le fera.

N.º 4. Voici encor un autre moyen de combattre le calcul que les anciens ne proposent pas, et que je ne conseillerais pas à toute sorte de personne : c'est de piler des oignons blancs, d'en avaler le suc, loin des repas, de trois en trois heures, quatre fois dans un jour, chaque fois autant qu'il en pourrait entrer dans la coque d'un œuf de poule. 2.

CHAPITRE III.

Cancer.

LE cancer, mot latin, que nous appelons chancre en français, est un mal auquel il faut pourvoir au plutôt. Commencez par quelque purgation propre qui décharge le corps de l'humeur qui a causé ce mal-là; parce que pour se défaire de quelque mal que ce soit, il n'est rien de tel que de s'en prendre à la cause.

N.º 1. A toutes sortes de cancer vous pouvez faire des linimens avec l'eau distilée des fleurs récentes du troëne, ou avec le suc récemment exprimé des feuilles du même arbre. Si pourtant le cancer était à la bouche, où les linimens ne se font pas, gargarisez-la par intervalles avec le même suc, mais n'en avalez pas.

N.º 2. Au cancer fermé particulièrement, une personne de bonne constitution et de bonne santé, mâchera quelque temps du fenouil vert, avec lequel ainsi mâché on frottera doucement le cancer, on appliquera ensuite ce fenouil sur le même cancer en forme de cataplasme. On renouvellera ce remède toutes les heures.

N.° 3. Au cancer ouvert, un remède facile qui a réussi lorsque le mal ne fesait que de paraître, consiste dans un onguent composé de la salive d'un jeune homme bien sain et du bon suif de chandelle ; vous prendrez la salive qu'il donnera le matin et vous ferez tous les jours un nouvel onguent.

N.° 4. Au même cancer ouvert l'eau distilée ou le suc récent de linaria ; on y trempe des linges blancs et usés, on les plie en trois ou quatre doubles et on les applique ainsi sur le cancer, après l'avoir soigneusement nettoyé, ce qui se doit supposer toujours. Et remarquez que les deux remèdes précédens ne doivent pas demeurer plus de douze heures sur le cancer ouvert, non plus que les feuilles récentes et concassées du solanium lignosum qui est l'amaradulcis des boutiques. Nous en parlons plus amplement au livre des remèdes choisis ; elles ont opéré des merveilles.

N.° 5. Disons maintenant quelque

chose de particulier pour le cancer des mamelles : les femmes qui en sont atteintes auront pour maxime inviolable de ne permettre jamais, lorsqu'il est fermé, qu'on l'ouvre avec le fer.

N.º 6. Revenons au cancer des mamelles ouvert et disons que quoiqu'il eût rongé jusqu'aux os, il y a pourtant des docteurs qui assurent qu'on y peut remédier parfaitement par le moyen du chardon bénit, si vous baignez premièrement le mal avec l'eau distilée de la plante, et qu'ensuite vous le couvriez avec la poudre que vous aurez faite de la même : ce qu'il faudra continuer.

CHAPITRE IV.

Mal caduc.

Le mal caduc demande en première instance que le malade en évite deux autres : l'impudicité et l'ivrognerie, parce qu'il lui sont entièrement contraires.

N.º 1. Trois cervelles de pie séchées à l'ombre, pulvérisées et données avec du vin blanc ou du bouillon, aussitôt après que le malade sera revenu de son accident, feront que le mal ne le prendra plus qu'une seule fois; au dire de quelques naturalistes qui estiment, non sans grande apparence de raison, que la pie tombe de ce mal-là. S'ils disent vrai, le remède ne sera pas seulement magnétique, mais encore sympathique.

N.º 2. Deux onces du mastic de Scio avec une once des racines de pyrèthre pulvérisées et incorporées avec suffisante quantité de cire blanche pure et nullement mêlée, que vous aurez fondue à ce dessein, vous donneront de quoi former des pilules un peu grosses que vous serrerez dans une boîte où elles se conserveront dix ans au moins, sans s'altérer. Le malade en mâchera une après son lever pendant quelque temps, étant encore à jeun, se donnant bien garde de ne rien avaler de la pilule ni de la salive qu'elle tirera dans la bouche; il jettera ainsi la cause de son mal. Une de ces pilules lui pourra servir une semaine entière quoiqu'il la mâche tous les jours. Ceux qui sont sujets à la goutte pourront user du même remède pour préservatif lorsqu'ils la sentiront venir.

N.º 3. Pilez dans un mortier en pierre avec un pilon en bois trois poignées de feuilles de noyer bien saines et trois poignées de noix aussi bien saines, cueillies sur le même arbre lorsqu'elles sont déjà formées en dedans, néanmoins que leur coque soit entièrement dure ; le ciel étant clair et serein, le soleil assez avancé sur l'horison ; mettez ces noix et ces feuilles dans une bouteille de verre double avec douze verres d'eau-de-vie raffinée qu'on aura faite de quelque vin excellent ; bouchez bien la bouteille, mettez-la pendant dix ou douze jours en quelque endroit propre pour l'infusion ; vous pourrez après ce temps-là en donner au patient, chaque jour, de bon matin, un demi-verre environ, ayant égard à son tempérament, à son âge, à sa force, à la saison et à l'effet que le remède fera. On lui promet la guérison en peu de temps, pourvu que le mal ne soit pas invétéré.

N.º 4. Le médecin Japara, duquel nous avons parlé ailleurs, guérissait le mal caduc le plus opiniâtre d'une façon bien aisée : il faisait mâcher peu à peu, chaque matin, à jeun, la grosseur d'une

noisette de spatula fœtida, s'il n'y en
avait que de sèche, il la faisait pulvériser
et avaler avec de l'eau mielléc. La récente
a plus de force, mais il faut l'avaler avec
la salive qu'elle tirera du cerveau ; si elle
fait vomir, le patient sera plutôt guéri,
si le remède le travaille trop, qu'il laisse
passer quelques jours sans le prendre.

N.º 5. La germandrée cueillie lorsqu'elle est en fleur et séchée à l'ombre,
pulvérisée dans un mortier en pierre avec
un pilon en bois, se donne contre le
mal caduc appelé aussi mal de Saint-
Jean, haut-mal, épilepsie. Le malade
prend à jeun, le matin, deux ou trois
heures, avant le dîner, une cuillerée
de la poudre qu'on aura faite et qu'on
mêlera, pour lors, avec un ou deux
jaunes d'œuf apprêtés comme il les
agréera ; une autre cuillerée le soir
apprêtée aussi selon son goût. Ce remède qui n'est pas difficile se continuera
au moins huit jours de suite.

N.º 6. Séchez la caillette du lièvre et
l'ayant fortement imbibée avec un peu
de canelle, incorporez-la aussitôt avec
le suc de la racine d'aunée ou comme on
parle dans les boutiques, enula campana,

pour en former des pilules de la grosseur
d'un pois chiche, le malade en avalera
le matin à jeun, trente jours de suite,
une chaque jour avec un peu de vin ou
de bouillon s'il veut, mais rien autre de
trois heures.

CHAPITRE V.

Colique.

La colique venteuse qui est la plus
ordinaire attaque particulièrement ceux
qui sont mal nourris ou mal chaussés ;
ce qui nous oblige à prendre garde que
la nourriture soit bien conditionnée et
que les pieds ne souffrent point un long
froid ni une grande humidité.

N.º 1. La décoction du romarin,
avalée au matin à jeun, est bonne
contre la colique venteuse, pour cet
effet, vous ferez bouillir une bonne
poignée de ces feuilles fleuries ou non,
dans un grand verre d'eau commune,
jusqu'à la décroissance de la moitié ; si
l'eau vous déplait faites la décoction
dans du vin vermeil, mais jusqu'à la
décroissance du tiers seulement, et que

cette décoction soit un peu tiède lorsque vous l'avalerez.

N.º 2. Un œuf de poule médiocrement cuit dans de l'eau bouillante, a guéri cent et cent fois cette colique ; mais il faut vider toute la glaire, mettre en sa place autant d'huile d'olive, mêler bien le tout, que le malade puis avalera aussitôt. Au cas que l'œuf de poule manque, remplissez un verre à demi seulement, du même huile d'olive bien choisi et d'eau rose qui ne sente point le brûlé, parties égales ; mêlez ces deux ingrédiens avec beaucoup de sucre fin, exactement pilé ; le malade avalera ce mélange le matin à jeun, et rien autre de deux heures.

N.º 3. Qui voudra des lavemens fort propres et à peu de frais, qu'il voie le chapitre 30 de nos remèdes choisis, seconde édition, et qu'il ne s'amuse guerre à ceux que l'on donne ordinairement, à cause qu'ils sont capables bien souvent de travailler le malade plutôt que de le soulager beaucoup ; mais s'il était bien résolu de ne rien mettre dans son corps, faites cuire dans un bon verre d'excellent vin blanc un gros

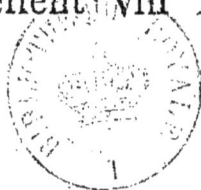

3.

oignon blanc, et lorsqu'il sera cuit en
perfection, mettez-le lui tout chaud,
sans l'exprimer, sur le nombril en cataplasme : il servira encore contre l'indigestion.

CHAPITRE VI.

Diarrhée.

Il y en a qui ayant un flux de ventre,
nous l'appelons après les grecs diarrhée,
ils disent qu'ils ont un benéfice : par
effet la décharge qui se fait sans violence
de ce qu'il y a de trop dans les intestins, n'est pas un petit soulagement
dont personne, par conséquent, ne se
met en peine; mais en cas d'excès, on
y pourvoit à la manière suivante :

N.º 1. Un bouillon fait avec peu de
sel, feuilles ou semence du grand plan-
tin et bonne pièce de mouton : ce
bouillon se prend seul le matin, pour
le déjeuner, et au soir encore, si vous
voulez, pour le souper.

N.º 2. Les quintefeuilles, la tormen-
tille nommément qui en est la plus no-
ble espèce, sont ici en réputation : vous

avalez le suc récent ou la décoction en
eau ou en vin, ou l'eau tirée par l'alembic
de leurs racines vertes, ou la poudre
que vous en aurez faite après les avoir
séchées.

N.º 3. Lorsque la diarrhée se rend
opiniâtre, il faudrait voir si cela ne
viendrait point de la décharge du cerveau, du foie ou de la ratte dans les
intestins, parce qu'alors il faudrait
purger doucement ces parties mal affec-
tées, et après les fortifier. Hors de là
vous pouvez encore employer contre la
diarrhée la décoction en eau commune
des feuilles récentes du coq de jardin,
ou la décoction en vin vermeil des
feuilles récentes ou non du romarin et
des fleurs encore s'il y en a.

CHAPITRE VII.

Enfantemens douloureux.

QUOIQUE la femme enfante avec douleur, cela n'empêche pas que nous ne
la puissions soulager par la manière
suivante :

N.º 1. Lorsque les douleurs de l'enfantement commenceront, ayez du laie d'une nourrice saine et sage dans une écuelle d'argent ou de fayence, que la malade prendra avec la cuillère, pur ou mélé avec un peu de sucre, sans savoir quel lait c'est, parce qu'il n'est pas à propos qu'elle le sache.

La pierre d'aigle nommée ætite, attachée à nu au dedans de la cuisse, tire certainement l'enfant dehors; mais il la faut ôter aussitôt qu'il sera sorti. La femme qui est en travail ne doit pas avoir des joyaux sur elle, à cause qu'ils rendent l'enfantement difficile.

N.º 2. Pour guérir en hiver les dûretés des mamelles et les tumeurs douloureuses des autres parties du corps, appliquez l'onguent de cire que vous ferez le matin dans un petit pot de terre vernissé, avec de la cire jaune et neuve divisée en petites pièces auprès d'un feu clair et modéré; aussitôt qu'elle sera fondue retirez le pot, versez-y d'huile d'amande douce récemment faite, autant qu'il en faudra pour un onguent mou qui sera comme il faut lorsque vous aurez parfaitement mélé ces deux ingrédiens.

CHAPITRE VIII.

Goutte.

CEUX qui rangent la goutte parmi les maladies incurables font bien voir qu'ils sont fort peu savans en médecine, puisqu'on la peut faire passer toutes les fois qu'elle viendra par une ou deux prises au plus du caryocostin, qui ne reviendront pas à une pièce de quinze sous. Nous avons parlé plus amplement ailleurs de cette composition et nous avons fait depuis long-temps diverses expériences; nous ajoutons seulement ici que le caryocostin se prend tout seul, sans mélange d'aucune autre drogue, qu'on avale immédiatement après qu'on la prise, ou un petit verre de vin assez léger et nullement doux, ou une demi-écuellée de bouillon peu nourrissant, mais rien autre de cinq ou six heures, nonobstant la coutume qu'on peut alléguer au contraire, qui, en effet, est un vrai abus. S'il faut venir à une seconde prise, n'y venez que cinq ou six jours après la première, et ne manquez pas de garder

la chambre toutes les fois que vous
avalerez le remède, ce qui se fait au
matin à jeun.

N.º 1. Si la goutte vous a surpris,
buvez un verre à jeun, tous les matins,
de la décoction des racines du grand
gletteron, faite en eau commune bien
choisie : si ce n'est que vous aimiez mieux
réduire en poudre les mêmes racines et
en prendre une dragme tous les matins
aussi, pendant le besoin, dans un verre
de vin clairet.

N.º 2. Arnaud de Villeneuve marque
un remède pour la goutte qu'il main-
tient être fort assuré quoiqu'il n'en soit
pas l'auteur ; c'est de plumer et d'éven-
trer une chouette bien grasse, de la
faire bouillir dans un pot avec ses assai-
sonnemens comme si c'était une poule,
de manger la chair et d'humer le bouillon.
Ceux qui se plaisent aux remèdes peu
communs pourront essayer celui-ci.

N.º 3. Qui sera pressé de la goutte
et destitué en même temps des moyens
de s'en guérir entièrement pourra, au
dire de quelques curieux, en adoucir
la douleur par des fomentations qu'on
lui fera sur les parties incommodées

avec des linges blancs et usés qu'on trempera dans de l'eau tiède de rivière, mais il faut que cette eau soit une eau femelle comme l'eau du Doux, de la Saône, de la Reyssoure en Bresse, etc., et non pas une eau mâle comme celle du Rhône, du Dra, de l'Isère en Dauphiné, etc.; il faut encore que cette eau soit tirée de la rivière lorsqu'elle décroît, ce qui est à remarquer, car les rivières ne décroissent pas toujours; leur eau pourtant est évidemment préférable alors parce qu'elle est de beaucoup plus pure.

N.° 3. Un autre remède selon les règles de la médecine ordinaire, non seulement pour guérir la goutte, mais encore pour soulager les râteleux, les ictériques, les pulmoniques, les hydropiques et cacochymes, en vidant le corps des humeurs corrompues qui disposent aux fièvres putrides, se trouvera dans la composition suivante : aloès zoccotorin, une once; agaric, deux dragmes; mouelle de coloquinte, demi-dragme ; mastic vrai, demi-dragme; saffran, demi-scrupule : le tout subtilement pulvérisé puis malaxé avec de malvoisie ou autre vin excellent, sera formé en pilules qui s'avaleront au matin à jeun, dans la nécessité chaque fois de demi-dragme à une dragme, conformément à la disposition et aux forces de qui les prendra.

CHAPITRE IX.

Jaunisse.

La jaunisse n'étant pas toujours de même nature elle ne doit pas être combattue par les mêmes remèdes; il y en a pourtant quelques-uns que l'on donne indifféremment contre quelque jaunisse que ce soit; ce qui n'est pas sans raison, puisque les trois espèces de jaunisse outre leurs causes particulières qui sont : la bile jaune, la bile noire et le mélange de toutes les deux, ont toutes trois une cause commune, qui est l'obstruction des viscères.

N.º 1. A la jaunisse, en général, broyez la racine de l'ancholie fraîchement arrachée, et l'ayant mêlée avec un peu de vin blanc, vous donnerez ce mélange au malade qui sera au lit et qui y restera pour y bien suer; vous pourriez aussi sécher et pulvériser l'une et l'autre pour donner avec le vin une dragme de la racine et un demi-scrupule du saffran. La feuille de l'herbe est naturellement jaunâtre.

N.º 2. A la jaunisse ordinaire, qui est la jaune, deux onces du suc des fleurs de souci, avalées avec un petit verre de vin blanc ou clairet. A la même jaunisse, une dragme des fleurs du grand verbascum ou bouillon mâle, qui se distinguent de celles du bouillon femelle en ce que les fleurs du mâle n'ont que cinq petites feuilles et les autres en ont six; on sèche les fleurs du mâle au soleil enveloppées dans une feuille de beau papier blanc; on les met en poudre qu'on avale avec un verre de vin ou une demi-écuellée de bouillon; si les fleurs manquent prenez les feuilles.

N.º 3. A la jaunisse moins ordinaire, qui est la noire, donnez au malade de la décoction du thym, ou du serpollet, ou du mille-pertuis, appelé en latin, par quelques herboristes, fuga demonum.

N.º 4. Aux pâles couleurs, qui sont

4.

comme une jaunisse mélée de la jaune
et de la noire, rien de meilleur que la
conserve des fleurs de souci prise en la
manière qui a été déclarée au livre des
remèdes choisis, chapitre 31, seconde
édition, qui servira non seulement
contre les pâles couleurs, mais encore
contre quelqu'autre jaunisse que ce soit,
et contre les obstructions ou opilations
du foie, de la rate et du mésentère,
dont j'ai vu de forts belles expériences.
Qui n'aura pas le livre que je viens
d'alleguer, qu'il mâche au matin, à jeun,
une fois chaque semaine, la grosseur
d'une noisette de la racine récente de
spatula fœtida, et il sera certainement
guéri dans peu de temps. S'il n'a point
de cette racine, qu'il se procure par le
moyen d'un fidèle artiste la composition
suivante : conserve de mélisse, une
once; conserve de bourrache, demi-
once; conserve de buglose, demi-once;
confection d'alkermes, une dragme; le
tout incorporé avec le sirop des cinq
racines apérientes vous donnera une
sorte d'opiate que vous pourrez appeler
opiate de mélisse; mais avant que d'en
user, disposez - vous y par quelque

purgation propre. Servez-vous de la mélisse avant qu'elle soit fleurie, et si vous n'avez personne qui sache faire l'opiate, contentez-vous d'avaler le suc qui en sera exprimé alors, ou l'eau qui en aura été distilée au bain-marie, non seulement pour délivrer des pâles couleurs, mais encore pour provoquer les menstrues arrêtées qui peuvent causer les pâles couleurs.

CHAPITRE X.

Dyssenterie.

CE mal a d'ordinaire quelque venin, ce qui fait qu'en se communiquant, il tue beaucoup de monde, de même que les autres maux qui sont de même nature, et que cela serve d'avis à qui sera obligé de s'approcher des malades.

N.° 1. La décoction du tabouret ou bourse à berger, nommée ordinairement dans les boutiques bursa pastoris, faite en eau simple qu'on peut prendre pour sa boisson, pure ou mêlée avec du vin, est fort bonne contre la dyssenterie et contre la diarrhée aussi.

N.º 2. La pinpinelle domestique ou sauvage aura le même effet que le tabouret, soit que vous la preniez en décoction, soit que vous la preniez en bouillon, qui se doit avaler seul le matin ou le soir, loin des repas.

N.º 3. Le suc d'hedera terestris est ici en réputation; mêlez - en trois ou quatre onces avec une demi-écuellée de bon bouillon; si cette herbe manque, le grand plantain ne manquera pas; faites de même de son suc.

N.º 4. Les feuilles de chêne vertes bouillies dans du bon vin vermeil profiteront assurément; vous n'avez qu'à passer le vin par un linge blanc et l'avaler; si pourtant vous étiez en fièvre, prenez de l'eau et laissez le vin.

N.º 5. Le suc de la prêle sert ici, soit qu'on l'avale seul ou qu'on le mêle avec du vin ce qui est plus conforme à la nature, la cendre de la même herbe sert aussi; on en mêle une demi-cuillerée avec environ deux onces d'eau rose ou d'eau des feuilles de plantain ou des fleurs blanches de nymphea, ou pour le moins d'eau de fontaine, ou de pluie ou de rivière parfaitement nette.

CHAPITRE XI.

Dureté de ventre.

Ceux qui ont ce mal par habitude, sont à plaindre, à cause que s'ils le souffrent il leur en amènera d'autres, et s'ils s'en veulent délivrer par des médecines et par des lavemens, ils ne le feront pas sans chagrin ni sans dépense.

N.° 1. Par ce que nous venons de dire, on voit assez que la dureté de ventre demande qu'on ait égard à la nourriture avant tout autre chose, et à ne pas croupir dans l'oisiveté, mais à se donner du mouvement. Outre cela, pour ceux qui voudront pratiquer quelques remèdes, nous leur dirons en général que pour se lâcher doucement, on peut faire cuire des pruneaux dans de l'eau de fontaine ou de rivière; remplir un grand verre de la même eau et de vin vermeil, parties égales; boire la moitié de ce verre deux heures avant le souper; aussitôt après avaler les pruneaux avec le jus qu'ils auront rendu en cuisant, boire enfin le reste du même verre.

N.º 2. Pour toute sorte de pays où il y aura du bon beurre, qu'on en prenne la grosseur d'une bonne noix du bien frais, et immédiatement après, un petit verre de vin bien trempé, le matin deux heures au moins avant le dîner, ou le soir deux heures avant le souper.

N.º 3. Les bilieux en particulier pourront mâcher, le matin à jeun, la grosseur d'une bonne noisette de rhubarbe et en avaler le suc. Les mélancoliques réduiront la même grosseur d'aloès en trois ou quatre pilules, qu'ils mettront au fond d'un verre avec deux doigts de vin et qu'ils avaleront incessamment avant que d'entrer à table, le soir. Mais si les uns et les autres veulent avoir un remède toujours prêt, ils n'ont qu'à se procurer l'emplâtre de coloquinte, duquel ils verront la façon dans le livre de nos remèdes choisis.

CHAPITRE XII.

Erysipèle.

LES erysipèles sont quelquefois ulcérés et quelquefois non ; de quelque
sorte qu'ils soient, pourvoyez-y au plus
tôt. Si vous abondez en sang, faites-
vous ouvrir la veine ; si les humeurs
sont altérées ou superflues dans le corps,
une purgation propre vous fera du bien.
Cela étant fait ou laissé, suivant votre
disposition, venez aux remèdes suivans :

N.º 1. Simon Paulli, médecin du roi
de Danemark, était fort sujet aux érysipèles ; un jour, en étant attaqué, il
infusa dans du petit lait de vache récent
des fleurs de suseau récentes qu'il fît
bouillir un peu, enfin, les ayant cou-
lées, après une légère expression , il
avala pendant quatre jours de suite,
chaque jour une écuellée, le matin à
jeun, deux ou trois heures avant que
de prendre rien autre; une autre écuellée
le soir deux ou trois heures après un
petit souper. Qui voudra user du remède

par précaution, qu'il amasse des fleurs du suseau bien blanches, bien épanouies et nullement flétries; qu'il les sèche proprement et qu'il les serre dans une boîte jusques au besoin, alors il en mettra une poignée dans sept ou huit onces de petit lait qu'il fera bouillir un peu, et après l'avoir coulé, il boira la coulure à jeun, le matin seulement, non pas le soir, quatre jours de suite, au décours de la lune, ce qu'il faudra continuer tous les mois, une année entière. Si vous avez le choix des vaches, préférez une vache rouge pour vous fournir de petit lait.

N.º 2. Les mêmes fleurs de suseau vous serviront encore d'une autre manière : après que vous les aurez distillées au bain-marie, trempez dans l'eau que vous en aurez tirée, des linges blancs et usés, et les ayant séchés à l'ombre, appliquez-les sur les erysipèles non ulcérés, pliés en deux ou trois doubles. Si la douleur ne s'en va pas après quelque temps, appliquez-en d'autres. Le même remède servira pour la goutte encore, mais si elle s'opiniâtrait, vous n'avez qu'à faire des petites bandes de

l'écorce intérieure du même suseau dont
nous parlons, et de les appliquer sur
tous les endroits qui vous font mal, et
quand elles y seront séchées, vous en
substituerez d'autres vertes et récentes,
comme doivent avoir été les premières.
Que si vous dites que les remèdes topi-
ques sont dangereux non seulement à la
goutte, mais encore aux érysipèles, je
répondrai que cela est très·véritable,
quand nous parlons des remèdes em-
plastiques ou répercussifs, faux pourtant
des diaphorétiques que nous pourrions
dire en notre langue discussifs.

N.º 3. Vous pourrez faire aux érysipèles des fomentations avec l'eau distillée
des mauves, où de la bourrache, ou de
la buglose ; à défaut de l'eau distillée
avec leur décoction ; j'en dis de même
non seulement de l'eau et de la décoction, mais encore du suc de la pariétaire,
qui, suivant l'opinion des anciens, pro-
fite à toutes les inflammations extérieures
appliqué plusieurs fois en liniment.

N.º 4. Des praticiens assurent que
si vous avalez, le matin à jeun, trois
jours de suite, chaque jour un petit verre
de l'urine que vous aurez rendue alors

et démélée avec un peu de miel, vous serez libre d'érysipèle pour tout le reste de votre vie; mais ils supposent, sans doute, que vous vous portiez bien d'ailleurs.

CHAPITRE XIII.

Poison avalé.

Ceux qui ne sont pas bien savans peuvent avaler du poison par mégarde et peuvent aussi empoisonner les autres, et l'on ne saurait apporter un prompt remède à un si grand mal ; le tout c'est qu'il faudrait savoir la nature du poison.

N.º 1. Au poison corrosif, tâchez de faire vomir le patient au plus tôt, afin qu'il jette hors du corps ce qui lui causerait infailliblement la mort ; au cas qu'il n'ait pas vomi ou quand même il l'aurait fait, s'il boit beaucoup de lait de vache, à son défaut beaucoup d'eau fraîche, il pourra, en quelque manière, émousser la pointe de ce poison ; que s'il n'est pas corrosif, outre le vomissement qu'on peut provoquer, quelque prise de bonne thériaque serait assez de

saison, à son défaut la racine d'angélique qui se pourrait bien mâcher et
avaler telle qu'elle est, mais qui serait
plus profitable et plus agréable encore
si on l'avait confite à sec, ce qui se peut
facilement faire, de même que la racine
de la grande gentiane qui est pareille-
ment fort bonne ici.

N.º 2. On dit que de fendre un gros
oignon blanc en deux parties égales et
d'appliquer ces deux parties à la plante
des pieds, cela sert contre le poison
avalé. Je n'ai rien à dire là-dessus, si
ce n'est qu'il y a peu d'apparence qu'il
ait cette vertu contre le poison corrosif; pour l'autre, il pourrait peut-être
le dissiper ou l'attirer en sorte qu'il
n'attaquât pas le cœur où est le principe
de la vie. Les anciens le broyait avec
du sel et du miel.

CHAPITRE XIV.

Gangrène.

Avant que de panser la gangrène,
voyez premièrement si la partie suspecte
est gangrenée; pour cet effet, vous y

appliquerez, le soir, la queue verte du
porreau; si la noirceur de cette partie
qui faisait le soupçon est diminuée, la
gangrène n'y est pas encor, mais si la
noirceur est la même, courez prompte-
ment aux remèdes.

N.º 1. Le premier se prendra des
pommes pourries : après les avoir bien
battues, vous les cuirez dans leur suc,
pour les appliquer incessamment en
forme de cataplasme, que vous chan-
gerez chaque jour.

N.º 2. Le second est les feuilles du
romarin : vous les infuserez quatorze
ou quinze heures dans de l'eau-de-vie
raffinée, dans laquelle vous tremperez
puis des linges blancs et usés, que
vous appliquerez trois ou quatre fois
par jour, pliés en trois ou quatre doubles, non seulement sur quelque gangrène que ce soit, mais encore sur les
chancres, sur les fistules et sur les autres semblables ulcères, en observant
cependant deux choses : la première,
de bien nettoyer l'endroit où vous appliquerez l'eau-de-vie, s'il a besoin d'être
nettoyé; et la seconde, de donner avant
la cure, quelque purgation au malade

s'il est rempli de quelque humeur dont il doive être déchargé.

N.º 3. Une fomentation d'eau chaude dans laquelle ait bouilli quelque temps de la craie blanche et de la chaux vive, continuée sans relâche, a guéri la gangrène en moins de vingt-quatre heures.

N.º 4. L'huile, ou comme d'autres l'appellent, l'esprit de vitriol, mêlé pourtant avec de l'eau rose, non seulement est contraire à la gangrène, mais encore aux ulcères sales, à la rogne ou grosse gale et à la chair superflue de certaines plaies. On connait que le mélange est comme il faut, lorsque les linges qu'on y a trempés, pliés en deux ou trois doubles et appliqués, ne font que peu de douleur.

CHAPITRE XV.

Hémorroïdes.

Les hémorroïdes sont ouvertes ou fermées : il en est des ouvertes comme des autres évacuations de sang ordinaires qui soulagent la nature lorsqu'elles sont modérées, il ne faut donc pas arrêter leurs cours alors; mais pour les fermées, puisqu'on n'y remarque jamais un bon effet, il est à propos de les dissiper au plus tôt, ce qui se pourra faire à la manière qui suit :

N.º 1. Avalez avec votre nourriture quelque peu de feuilles ou de la racine de la grande scrophulaire mâle, ou de sa décoction du moins, avec laquelle vous pourrez mêler du vin, du miel ou du sucre. Si tout cela vous déplaît, faites-y un cataplasme avec du liége brûlé et de graisse de chapon, mêlés ensemble. Si ce cataplasme ne vous satisfait pas, qu'on y applique des sangsues, elles enlèveront la cause du mal, mais il faut une personne qui les sache choisir et appliquer aussi.

N.º 2. Pour les hémorroïdes fermées encore, infusez le millefeuille dans de l'eau bouillante et buvez constamment l'infusion, cela veut dire autant de temps que durera la nécessité; ou bien, broyez les feuilles et les fleurs récentes de linaria, et les ayant mêlées avec du sain de pourceau, vous les ferez bouillir quelque peu de temps, à feu clair et lent, dans une bassine bien nette ; retirez-la ensuite du feu , et lorsque ce qui est dedans sera refroidi à demi , vous le passerez par un linge clair et vous démêlerez incessamment avec ce qui sera passé , un jaune d'œuf frais , le germe ôté ; ayant puis étendu le tout sur des étoupes , vous l'appliquerez en cataplasme. Un prince autrefois dans l'empire étant travaillé de ces hémorroïdes , fit venir un médecin pour le soulager , ce qu'il fît par le petit secret que je viens de marquer , à condition pourtant qu'il aurait un bœuf gras en récompense. Ce qui fait voir que les bons médecins savent estimer les petits secrets , et se faire payer aussi à qui le peut commodément faire.

N.º 3. Aux hémorroïdes ouvertes , lorsqu'on juge à propos d'y remédier, on applique les racines séchées et pulvérisées de la petite scrophulaire qui est le chelidonium minus des herboristes latins. On peut aussi mêler les mêmes racines fraîchement arrachées de terre , avec de farine de froment, du sucre fin et des jaunes d'œuf, les fricasser au beurre frais en forme de beugnets , et

les manger le matin à jeun ; et parce
que la plante a reçu des docteurs le
nom de scrophulaire, nous comprenons
par là qu'ils ont cru qu'elle pouvait
aussi profiter aux écrouelles ouvertes.

N.º 4. Aux hémorroïdes ouvertes,
encore aux écrouelles ouvertes, aux ulcères et aux inflammations extérieures,
les feuilles récentes du cynoglossum
broyées et appliquées ; on les change
tous les jours, cueillies de nouveau sur
la plante.

CHAPITRE XVI.

Gale.

A la gale comme à beaucoup d'autres
incommodités, on peut apporter des
remèdes internes ou externes, mais quelques remèdes qu'on y apporte, il faut
prendre garde qu'ils n'arrêtent pas la
cause du mal dans le corps, et quoiqu'ils
ne l'y arrêteraient pas, qu'ils n'échauffent
pas le sang, parce que l'un et l'autre
seraient la cause d'un plus grand mal.

N.º 1. La scabieuse dont le nom, qui
est latin d'origine, indique que sa vertu

est bonne contre la gale; on boit, le matin à jeun, l'eau distillée de la plante, qu'on boit aussi contre l'esquinancie, mais à une livre d'eau de scabieuse, il faut joindre une once d'eau-de-vie pour l'esquinancie.

N.º 2. Le fumeterre purifie le sang et le décharge des sérosités bilieuses, si vous l'infusez quatorze ou quinze heures ou si vous le faites bouillir un quart d'heure environ dans du petit lait, et que vous avaliez ce petit lait le matin à jeun, pendant quelques jours, après l'avoir passé par un linge net, vous avalerez un remède bien propre pour vous délivrer de la gale et des démangeaisons fâcheuses.

N.º 3. Vous pourriez cueillir au printemps les cimes tendres du houblon et les manger avec d'huile et du vinaigre, en salade, ou en faire une décoction en eau commune et user de cette eau seule ou mêlée avec du vin dans vos repas; si ce n'est que vous aimiez mieux la mettre dans vos bouillons avec beaucoup d'herbes rafraîchissantes, à condition que vous passerez puis ces bouillons par la passoire avec une médiocre

6.

expression ; ce qu'il faudra continuer autant de temps que la prudence vous le dira.

CHAPITRE XVII.

Fièvre.

J'ai parlé assez amplement de la nature des fièvres dans le livre des remèdes choisis, chapitre 13, seconde édition, je me contenterez en celui-ci de donner divers petits secrets pour leur guérison.

N.º 1. A la tierce et aux autres fièvres humorales, quand elles viennent d'obstruction, ce qui est aisé à connaitre, employez l'eau de la racine de la grande gentiane distillée au bain-marie, qu'on y dit être miraculeuse. Si l'eau manque, laquelle il faudrait boire le matin à jeun, avalez une dragme environ de la poudre de la même racine, mêlée dans un petit verre avec du bon vin blanc ou clairet. Si on la prenait contre les autres fièvres encore, qui viennent avec des frissons, elle aurait, à mon avis, plus de vertu que le quinquina qui fait tant de bruit maintenant. On la prend dans le lit, une ou deux heures avant l'accès; n'en donnez pas néanmoins aux enfans ni aux adultes, qui ont peu de chair et beaucoup de délicatesse, sans y avoir bien pensé.

N.º 2. Une dragme de la graine de persil concassée, infuseé quatorze ou quinze heures dans un verre de vin blanc ou clairet, a guéri plusieurs fois la fièvre tierce : on avale l'infusion au commencement du frisson, après l'avoir passée par un linge net; on le fait même encore au temps que devraient commencer les deux accès suivans, soit qu'ils paraissent, soit qu'ils ne paraissent pas, et on ne commence à donner le remède qu'après le troisième ou le quatrième accès.

N.º 3. J'ai guéri une fièvre intermittente et légitime tierce, en donnant au fébricitant une potion faite d'un demi-verre de lait de femme bien saine, demi-verre d'eau rose, et un jaune d'œuf cuit dur dans l'eau, le germe ôté, le tout mêlé ensemble et avalé au commencement de l'accès.

N.º 4. A la simple tierce, divisez en long la ratte d'un mouton fraîchement

tué en quatre parties égales; le malade
étant au lit, quelque temps avant le
frisson, vous lui en appliquerez une
sur le dos de chaque main et de chaque pied, que vous arréterez avec des
bandes de toile.

N.º 5. Tirez de terre une racine de
verveine, divisez-la en deux parties
égales, appliquez-en une au petit doigt
de la main droite en dedans, l'autre en
dehors et arrétez-les avec une bande de
toile.

N.º 6. Aux fièvres malignes, de la
bonne thériaque étendue sur le chevrotin ou sur quelqu'autre peau déliée, et
appliquée en épithème à la région du
cœur, a sauvé des personnes abandon-
nées par des médecins, qui avaient déjà
perdu la parole.

CHAPITRE XVIII.

Hydropisie.

Il y a diverses sortes d'hydropisie;
il y a aussi diverses sortes de remèdes
pour les guérir; il en faudrait faire le
choix, ce qui suppose une parfaite

connaissance de la médecine. Qui ne
sera pas si savant, pourra pratiquer
quelque chose de ce qui suit ; il en sera
soulagé pourvu qu'il s'y prenne à bonne
heure et qu'il n'attende pas que le mal
l'ait confisqué.

N.º 1. Une grosse écrevisse de rivière,
lavée, pilée vive, puis infusée quatorze
ou quinze heures dans un bon verre de
vin blanc ou clairet, guérit l'hydropisie
au dire de quelques naturalistes. Coulez
le vin avec expression et avalez la coulure le matin ; ce que vous ferez encore
les jours suivans, durant la nécessité.

N.º 2. Deux dragmes de rhubarbe
rapée et infusée quatorze ou quinze
heures en lieu chaud, dans la décoction
des capillaires en eau commune, soula-
geront plus particulièrement les bilieux ;
ils passeront l'eau par un linge blanc,
qui pourra être d'un bon verre, qu'ils
boiront le matin à jeun ; mais il faudra
continuer à faire le même de quatre en
quatre jours.

N.º 3. Les fruits de l'hièble ou du
suseau étant mûrs en perfection, portés
au pressoir donneront un suc, lequel
distillé rendra une eau que vous remettrez

sur les fèces qui seront restées dans l'alembic; l'eau tirée par cette seconde distillation aromatisée avec un peu de canelle fine, profitera aux hydropiques qui en prendront une once ou un peu plus, le matin à jeun, durant leur nécessité.

CHAPITRE XIX.

Humeurs abondantes et corrompues.

Lorsque quelque humeur est un peu trop abondante dans le corps, il l'en faut décharger et la faire sortir par quelque purgatif convenable; mais si c'est le sang qui soit gâté par le mélange de quelqu'autre humeur, tâchez de le purifier, mais ne le diminuez pas par la saignée, puisque le sang est le trésor de la vie.

N.º 1. Quelquefois les humeurs, la pituite nommément, abondent si fort aux personnes d'un grand âge surtout, qu'elles en sont grandement incommodées; un bon moyen de les soulager sera de sécher à l'ombre, en lieu aéré, des écorces d'oranges douces, de les tremper ensuite, pendant vingt-quatre heures, dans du vin vermeil excellent, de les sécher une seconde fois pour être mâchées le matin à jeun, chaque fois une petite pièce.

N.° 2. Pour décharger encor le corps des humeurs superflues et surtout de la pituite la plus crasse et la plus visqueuse de quelque âge que vous soyez, pourvu que vous soyez un peu robuste, vous n'avez qu'à mettre dans un pot de terre net, vingt pruneaux bien choisis avec vingt baies de nerprun parfaitement mûres et quantité suffisante de vin blanc ou clairet et d'eau de fontaine ou de rivière. Ces fruits se cuiront à feu clair et modéré; sur la fin de la cuite vous y ajouterez quelque peu de canelle et beaucoup plus de sucre, l'un et l'autre réduits en poudre très-subtile. Ce remède se prend à jeun, demi-quart d'heure seulement avant le dîner, parce qu'il est bon de commencer par une soupe grasse mitonnée à l'oisir.

CHAPITRE XX.

Loups des jambes et loupes en diverses parties du corps.

Nous appelons loups des jambes certains ulcères malins, qui mangent la
chair des hommes de même que les loups
dévorent celle des bêtes. Les loupes sont
des tumeurs difformes, particulièrement
au visage, et incommodes surtout aux
genoux.

N.º 1. Les feuilles récentes de la ronce
employées de la même façon que celles
du thalictron, ont ici le même effet.
Les anciens s'en sont servis particulièrement contre les ulcères de la bouche; mais parce que la ronce dans nos
quartiers perd ses feuilles en hiver, les
mêmes anciens ont ordonné qu'en ce
cas-là, on fit bouillir les racines de la
même plante dans du vin et qu'on se
rinçât la bouche, durant quelque temps,
avec ce vin encore tiède, tous les matins
ou au moins loin des repas, sans pourtant rien avaler.

N.º 2. Prenez des raisins de panse,

et leur ayant ôté tous les grains, pilez le reste que vous appliquerez sur les loups, en forme de cataplasme. Vous en ferez un chaque jour.

N.º 3. Infusez de la chaux vive dans de l'eau nette. Cette eau après avoir reposé, s'étant éclaircie parfaitement, vous la séparerez de la chaux par inclination et vous la mêlerez ensuite avec d'huile d'olive pour en faire des linimens non-seulement sur les loups des jambes, mais encore sur le cancer.

N.º 4. Venons maintenant aux loupes; il y a des personnes qui assurent que vous les exterminerez toutes, si vous les liez avec un crin tiré de la queue d'une mule. Je n'oserais pas assurer cela, parce que je sais qu'il y en a de plus malignes et de plus enracinées les unes que les autres : la prudence vous réglera là-dessus.

N.º 5. Crollius écrit que la gomme qui découle des vieux cerisiers, dissoute en très-fort vinaigre, fait passer les loupes si on l'y applique autant de temps que la nécessité demandera.

N.º 6. Faites bouillir à feu clair et lent, quatre verres de vin blanc avec une poignée de la grande marguerite des

7.

piés; lorsqu'il ne restera plus qu'un
verre de ce vin, retirez la bassine où il
était et jettez dans la même bassine,
une cuillerée de bonne eau-de-vie, trempez là-dedans un linge blanc et usé, plié
après en deux ou trois doubles et l'ayant
exprimé légèrement, vous en fomenterez
durant quelque temps la loupe autant
chaudement qu'on le pourra souffrir;
après quoi vous l'y laisserez appliquer,
en forme de compresse. Le remède est
certain, mais il ne produit pas si tôt son
effet. Lorsque la loupe commence à paraître, un bon moyen de la dissiper
bientôt, c'est de la frotter trois ou quatre fois par jour avec les feuilles de la
bourrache concassées; si la partie se
chauffait un peu trop, appliquez-y votre
salive et cessez pour quelque temps le
remède.

CHAPITRE XXI.

Mal de dents.

Le mal de dents est un mal assez
commun; il n'en est pas pour cela moins
importun, surtout lorsqu'il va dans un
excès qui nous ôte le repos.

N.º 1. Deux fruits bien agréables des pays chauds, le citron et le limon, font passer, à ce qu'on dit, le mal de dents : vous n'avez qu'à mâcher un peu de leur écorce et tenir la tête panchée pour laisser couler doucement la fluxion qui fait le mal.

N.º 2. Nous avons dans les pays plus froids une herbe appelée matricaire, que quelques-uns, mal à propos, disent être une espèce d'armoise. Si vous froissez ses feuilles entre vos mains et que vous les mettiez dans la bouche sur l'endroit qui vous fait mal, la dent est vaincue.

N.º 3. Un gargarisme fait avec la décoction des racines de la tourmentille, à leur défaut quelqu'autre quintefeuille que se soit, appaise le mal de dents.

CHAPITRE XXII.

Mal d'estomac.

L'ESTOMAC a diverses incommodités : la crudité ou indigestion, la chaleur excessive, l'excessive froideur, la faiblesse, la douleur, les dévoiemens, les reproches ; mais la douleur est proprement celle qu'on nomme d'ordinaire mal d'estomac.

N.º 1. Prenez cinq ou six feuilles de papier gris que quelques-uns appellent papier d'ortie, mettez-les à nu sur l'estomac; après quelque peu de temps, vous serez guéri. Le même papier gris coupé en bandes, mouillé avec sa salive et appliqué soir et matin sur les cors, plié en trois ou quatre doubles, attire si bien en peu de temps l'humeur qui grossit ces cors et qui les rend mols et fort sensibles; que pour tarir la même humeur qui prend cours de ce côté-la, il ne faut plus appliquer que des bandes de toile blanche et usée.

N.º 2. L'eau de noix remédie au mal d'estomac : on en prend dans un verre à la hauteur de deux ou trois doigts, le matin à jeun. Le suc de cerfeuil avalé avec du sucre fortifie aussi l'estomac.

N.º 3. A l'estomac faible et refroidi, faites bouillir du romarin dans d'excellent vin vermeil, que vous avalerez tiède pendant le besoin, matin et soir, mais rien autre de quatre heures.

N.º 4. L'eau de sucre fortifie l'estomac, désopile le foie, désenfle et

ramollit la rate; on en peut donner
même aux femmes enceintes. On la fait
avec trois onces d'eau de fontaine, ou
de rivière, ou de pluie, bien choisie,
et trois onces de sucre fin; après que
ces deux ingrédiens ont été parfaitement
mêlés ensemble dans une fiole de verre
double, il faut ajouter deux onces d'eau-
de-vie rectifiée et deux dragmes d'eau
rose, pour en prendre une bonne cuillerée, le matin à jeun.

CHAPITRE XXIII.

Mal de rate.

La rate donne bien de la peine à ceux
qui sont travaillés de mélancolie, comme
étant le siége de cette humeur impor-
tune; combattez donc l'humeur et
accommodez la rate par quelqu'un des
moyens suivans :

N.º 1. Cueillez le fumeterre en quelque beau jour, lorsqu'il est en fleur;
séchez-le au soleil entouré de papier
blanc, et l'ayant réduit en poudre, vous
en prendrez durant le besoin, le matin
à jeun, avec du bouillon ou avec du
vin vermeil, honnêtement trempé.

N.º 2. Des bouillons de chicorée, avalés tous les matins ou plus souvent encore, profiteront ici : qui ne voudra point de bouillons ou qui ne pourra pas en faire de bons, qu'il fasse des apozèmes ou décoction simples qu'il prendra le matin à jeun, et rien autre de deux heures, en été particulièrement. Siméon Sethi écrit que l'endive, qui est une espèce de chicorée, a une vertu merveilleuse contre les obstructions qui donnent si souvent de la peine aux rateleux et mélancoliqnes. Certains curieux ajoutent qu'à la douleur des hypocondres et au mal de ventre, on ne saurait rien faire de plus profitable que d'avaler demi-dragme de la racine de zedoaria pulvérisée, arrosée de deux ou trois gouttes d'huile de romarin et mélée avec quatre cuillerées de vin un peu chaud.

N.º 3. Il y a une herbe connue de peu d'herboristes, quoiqu'elle soit assez commune; on l'appelle maintenant herbe sacrée, espèce de lamium et d'ortie morte, à mon avis; on la sèche au soleil ou à l'ombre, mais toujours enveloppée de papier blanc, et l'ayant réduite en poudre, on la donne aux rateleux dans un bouillon fait avec les racines du persil, ou du fenouil, ou dans quelqu'autre véhicule propre et agréable. Cueillez-la, lorsqu'elle est en fleur.

N.º 4. Prenez l'écorce intérieure du frêne, et après l'avoir coupée fort menue, faites-la bouillir dans un pot de vin vermeil excellent, jusque à la diminution du quart. Les rateleux boiront environ deux doigts de ce vin, le matin, avant que de prendre rien autre, autant le soir, deux ou trois heures après avoir pris leur ordinaire réfection qui doit être fort modérée.

CHAPITRE XXIV.

Rhumatisme.

QUOIQUE le rhumatisme soit un peu différent de la goutte, non-seulement en ce que d'ordinaire il est plus étendu dans le corps, mais encore en ce qu'il se fait sentir hors des jointures; néanmoins, il a tant de rapports avec la même goutte, que celui qui saura donner des remèdes pour la guérir, en donnera aisément pour le rhumatisme ; or, comme ces remèdes sont de deux sortes, les uns qui se mettent au dedans du corps et les autres qui s'appliquent par dehors, je conseillerai toujours de s'attacher, autant qu'on pourra, aux premiers, à cause qu'ils vident l'humeur qui faisait le mal.

N.º 1 Ayez de la graine d'hièble bien choisie ; mêlez-en d'une à deux dragmes avec demi-dragme de graine d'anis ou de fenouil doux ; si l'une et l'autre manquent, avec une dragme de la racine du même fenouil, ou si c'est au printemps, avec les cimes tendres de la plante, dans un mortier parfaitement net qui soit en marbre ou en autre pierre fort dure, pour piler le tout de gros en gros, avec un pilon en bois ; si la graine de hièble manque, substituez-lui celle du sureau : cela étant fait, l'après dîner jettez incontinent le tout dans un petit pot de verre ou de terre vernissé et fort propre, avec un verre de bon vin blanc ou clairet, couvrez également le pot jusqu'au lendemain que vous coulerez ce qu'il y a dedans par un linge blanc. Le malade prendra aussitôt ce que vous aurez coulé; mais rien autre de cinq ou six heures. Si vous réitérez le remède, que ce ne soit qu'après quatre ou cinq jours. On garde la chambre quand on l'a pris.

N.° 2. Vous pourrez avoir un autre remède topique avec la sauge ordinaire que nous cultivons dans les jardins. Vous prendrez une bonne poignée de feuilles, de fleurs s'il y en a, et des tiges, que vous laverez et essuyerez bien et que vous ferez ensuite bouillir pendant un quart-d'heure dans un pot de terre net et vernissé, auprès d'un feu sans fumée et peu violent, avec suffisante quantité de vin vermeil, pour en fomenter chaudement, matin et soir, loin des repas, les parties incommodées.

CHAPITRE XXV.

Mal de reins.

QUAND quelqu'un dit qu'il a mal de reins, il faut, avant toute autre chose, recourir à l'anatomie, pour voir si c'est à l'endroit des reins où est véritablement le mal.

8.

N.º 1. La pesanteur des reins, qui donne de la peine à marcher et à se tenir debout lorsqu'on a demeuré long-temps assis, procède ordinairement de l'obstruction ou oppilation des mêmes reins qui se guerit par les remèdes qu'on donnera dans un chapitre particulier pour dégager les autres viscères, sans préjudice de quoi nous dirons ici que le cresson d'eau est fort propre pour tenir les reins libres, soit qu'on le mange en salade avec l'huile et le vinaigre, ou avec la sauce rousse du poisson, mais particulièrement de la carpe, parce qu'étant froide et humide, le cresson au contraire chaud et froid, est capable de faire un bon et juste tempérament.

N.º 2. L'inflammation des reins se pourrait appaiser avec la conserve de fleurs de mauve, avalée au matin, deux ou trois heures avant que d'avaler aucune autre chose; ou bien avec l'eau distillée de toute la plante, dont on fait des fomentations aux reins. Qui voudra boira encore de la même eau; qui n'en aura point, fera des bouillons avec force herbes rafraichissantes, et la graine de guimauve, ou de quelque autre mauve qu'il lui plaira, nommément la mauve rose.

CHAPITRE XXVI.

Mal de tête.

LORSQUE vous sentirez quelque mal de tête opiniâtre, et que vous en ignorez la cause, essayez quelques-uns des remèdes suivans :

N.º 1. Le soir, avant que d'entrer au lit, tenez un quart-d'heure ou environ, les pieds dans la lessive ordinaire tiède. Si vous n'avez point de lessive ou si elle ne vous agrée pas, faites bouillir une petite demi-heure dans l'eau quelques herbes aromatiques, domestiques ou sauvages, telles que le romarin, la lavande, la sauge, la marjolaine fine, l'origan, et servez-vous de cette eau-là, comme nous venons de le dire mettez-vous incontinent après au lit.

N.º 2. Un remède magnétique au mal de tête se prend d'une plante de verveine ; secouez la terre qui s'y trouverait attachée en l'arrachant sans lui faire sentir l'eau en aucune manière, et pendez-la au cou du malade, qui sera pour lors au lit.

N.º 3. Un autre remède magnétique consiste à prendre, vers la fin de l'été, à la campagne, dans un lieu bien aéré, un gros crapaud; vous lui couperez le bras gauche seulement, vous le ferez sécher sans le brûler, et après l'avoir mis en poudre, vous la serrerez dans un petit sac de taffetas ou de toile blanche fine. Attachez ce sac à votre cou en sorte qu'il vienne battre sur la région du cœur. Si vous continuez à le porter pendant trois mois, vous serez délivré pour toujours de la migraine qui est une sorte de mal de tête. Vous pouvez faire sécher le pied du crapaud, sur une tuile bien nette ou sur une pièce de pot cassé.

CHAPITRE XXVII.

Meurtrissures.

LES meurtrissures ou contusions ? quoique légères, demandent qu'on y pourvoie au plutôt; que si elles sont énormes, il se faut bien diligenter davantage, puisque le danger est plus grand.

N.º 1. Les meurtrissures légères se guérissent par le grand bouillon-blanc qui est le tapsus barbatus des bouti-ques; on pile ses feuilles, on applique le suc exprimé sur la meurtrissure, et le marc sur le suc, au cas qu'elle ne soit pas entamée; car si elle est enta-mée, il la faut bassiner doucement avec du vin tiède, avant que de faire ces applications.

N.º 2. Les mêmes meurtrissures se guérissent aussi avec le baume du Sarrazin, qui ne se prépare que quand on en a besoin actuellement. Vous mettez alors un peu d'huile d'olive sur une assiette, et y ayant trempé de la prêle bien sèche, vous l'allumez, puis l'ayant éteinte quelque temps après, vous l'appliquerez sur la meurtrissure, vous l'y arrêtez avec une bande et vous n'y remuez rien de trois jours.

N.º 3. Ceux qui ne voudront point de cataplasme, qu'ils remplissent de sel pilé un nœud de toile blanche, l'ayant trempé autant qu'il sera nécessaire en eau chaude, qu'ils en fomentent les meurtrissures.

CHAPITRE XXVIII.

Morsures de bêtes venimeuses ou enragées.

Quoique la rage, communiquée à l'homme par la morsure de quelque animal, soit véritablement un venin, néanmoins, comme ce venin a une malignité toute particulière, nous le distinguons ordinairement des autres, et nous lui assignons des remèdes particuliers.

N.° 1. A la morsure des bêtes enragées, commencez par la presser autant que vous pourrez au cas que la chair soit entamée, pour en faire sortir toute la sanie ; lavez-la ensuite avec du vin tiède ou d'urine récente d'un jeune homme qui se porte bien ; essuyez-la enfin avec un linge blanc usé, que vous enfouïrez aussitôt après si avant dans la terre qu'il ne puissent nuire à personne. Cela étant fait, broyez deux noix sè-

ches, saines et mondées, deux figues
de cabas, vingt feuilles de rue de jardin récentes et un grain de sel ordinaire. Vous aurez par ce moyen le
fameux mithridat des anciens, que
vous appliquerez sur la morsure ; et
pour jouer à l'assuré, vous en avalerez
aussi le matin à jeun, et rien autre de
trois heures.

N.° 2. Ce que je viens de dire du
vieux mithridat, je le dis de l'orviétan
qui est une composition plus récente.
Vous en avalerez une dragme ou environ ; et ayant préparé la morsure comme
il a été dit au numéro précédent ,
vous la couvrirez de beurre frais et de
beurre d'orviétan. Mais prenez garde
qu'il soit composé comme il faut, et
pour l'avaler avec moins de peine ,
mélez-le avec du vin vermeil.

N.° 3. Dans la ville vous trouverez
des harangs blancs, mettez-en un sur la
morsure trois jours de suite, chaque
jour un, tiré fraichement du tonnelet
où on les tient. A la campagne, pilez
les feuilles récentes de l'ortie grièche
avec tant soit peu de sel, et faites-en
un cataplasme.

N.º 4. Ceux qui sont près de la mer ou de quelque étang d'eau salée, ayant été mordus, iront vîte s'y baigner neuf jours de suite. S'ils ne le font pas, et si la rage les prend qu'on les lie en sorte qu'il ne fasse mal à personne, et qu'on les plonge trois fois de suite dans cette eau-là; si elle manque, on y emploira l'eau douce quoiqu'elle n'y soit pas si propre; la première fois on les tiendra dans l'eau environ un demi-quart-d'heure; les deux autres fois, deux ou trois Ave Maria seulement. Pour faire dégorger l'eau qu'ils auront avalée, couchez-les à bouchon sur une table et soutenez leur tête avec vos mains. Vous pouvez mettre les enfans sur vos genoux, mais gardez-vous bien d'en pendre aucun par les pieds, de peur de le suffoquer.

CHAPITRE XXIX.

Nerfs foulés.

A quelque foulure considérable que ce soit, vous ne sauriez rien faire de plus à propos que d'appeler un rabilleur

qui voie s'il y a quelque dislocation ou
quelque fracture, pour y pourvoir avant
toute autre chose. Au cas que le rabilleur manque, voyez vous-même si la
partie offensée a retenu la même figure
qu'elle avait auparavant, et si elle peut
faire les mêmes mouvemens, quoiqu'avec
bien de la peine; car alors vous pouvez
penser à guérir votre foulure par quelqu'un des moyens suivans :

N.º 1. La partie se pouvant mettre
dans l'eau, comme la main, le bras,
le pied ou la jambe, remplissez-en un
grand bassin d'autant chaude que vous
la pourrez souffrir, et tenez-y cette par-
tie-là, jusqu'à ce que la même eau soit
devenue presque froide; alors vous en-
trerez dans un lit bien bassiné, où vous
demeurerez en repos pour le moins,
huit ou dix heures; et si la partie foulée
ne se peut pas mettre dans l'eau commodément, faites chauffer de gros vin
rouge, nullement doux, avec lequel vous
lui ferez faire des fomentations, étant
déjà dans le lit.

N.º 2. Le seneçon, herbe assez commune, concassé récent, puis mêlé avec
sain de pourceau, enveloppé de papier

gris ou de quelque feuille de blette, cuit enfin sous les cendres, l'enveloppe rejettée, servira de cataplasme qu'il faut appliquer sur les foulures autant chaud qu'on le peut souffrir : on en fait un nouveau chaque jour.

N.° 3. Un autre cataplasme qui s'applique et qui se change de même manière que le précédent, est composé d'une poignée de son de froment déchargé absolument de sa farine; d'une poignée de roses rouges sèches et de gros vin rouge, autant qu'il en faudra. Vous broyerez bien le tout ensemble, vous le mettrez ensuite dans un poilon pour y bouillir suffisamment, après cela vous l'envelopperez d'un linge blanc et délié, pour l'appliquer chaudement sur la foulure. Si les roses rouges manquent prenez deux poignées de son, un verre d'eau, demi-verre de vinaigre ou de gros vin rouge âpre dont vous ferez votre cataplasme. Le même son déchargé de sa farine, porté à nu sous la plante des pieds et changé deux ou trois fois par semaine, délivre de la puanteur des mêmes pieds sans causer aucun inconvénient.

CHAPITRE XXX.

Paralysie.

La paralysie n'est pas sans remède, pourvu que tout le mal soit dans les humeurs, puisqu'on peut les mettre en état de ne plus embarrasser les paralytiques.

N.º 1. Une étuve naturelle ou artificielle viendrait ici fort à propos, nonseulement pour chasser la paralysie venue, mais encore pour l'empêcher de venir. Les Canadois, quoique barbares, s'exemptent de ce mal et de plusieurs autres, en se faisant suer abondamment dans une cabane bâtie exprès, où ils demeurent enfermés autant de temps qu'ils le jugent nécessaires, parmi les cailloux embrasés qu'ils y ont jetés, n'ayant rien de plus propre à cela à cause de leur extrême pauvreté et de leur profonde ignorance. Voici un autre remède différent du précédent : celui qui se veut maintenir en santé, se voyant chargé d'humeurs, choisit, un peu avant les vendanges, un grand

tonneau qui ait été rempli de bon vin
toute l'année et vidé depuis peu ; il ôte
la lie qui est au fond, mais il ne touche
point au tartre qui se trouve attaché
par les côtés ; il défonce le tonneau par
le haut, et l'ayant renversé, il l'échauffe
avec des sarmens allumés. Lorsqu'il est
bien chaud, il le redresse, il y entre
dedans tout nu, enveloppé seulement
d'un grand linceul mis en double, bien
sec et bien chaud, qu'il noue autour de
son cou, ayant la tête seule hors du
tonneau, couverte de trois ou quatre
coiffes parfaitement sèches, dans une
chambre où l'air n'entre pas, auprès
d'un lit bien encourtiné. Si la chaleur
qu'il sent ne le fait pas assez suer, il
l'augmente sans peine en mettant à ses
pieds deux petits pots où il y ait telle
quantité qu'il veut d'eau-de-vie rectifiée,
laquelle ayant été allumée, ne s'éteindra
que quand il lui plaira. S'il veut être
assis dans ce tonneau, qu'il y mette une
escabelle. Lorsqu'il a suffisamment sué,
il se sèche avec des linges bien chauds,
puis laissant tomber son linceul et pre-
nant une chemise chaude, il entre dans
un lit bassiné comme il faut, où il

repose quelques heures. Il faut faire cela le matin à jeun ou long-temps après le dîner. Ce remède de la sueur, pris à propos, est excellent; mais il faut éviter l'excès.

N.º 2. Arnaud de Villeneuve raconte qu'un homme qui ne remuait pas et qui avait perdu la parole depuis huit jours, fut entièrement remis après avoir avalé trente grains de peone dépouillés de leur écorce.

N.º 3. Un homme étant devenu paralytique pour avoir dormi à l'ombre d'un noyer, fut guéri de sa paralysie après avoir dormi à l'ombre d'un chêne. Les esprits du temps en pourront chercher la raison.

N.º 4. La conserve des fleurs du romarin est bonne aux paralytiques; l'essence de la même plante leur est bonne ici; de l'essence, qui est extrêmement chaude, ils n'en prendront que trois ou quatre gouttes, le matin à jeun, démêlées avec un jaune d'œuf frais, cuit mollet; mais ils pourront prendre, loin des repas, deux ou trois fois par jour, de la conserve, chaque fois de la grosseur d'une châtaigne.

CHAPITRE XXXI.

Péripneumonie.

LA péripneumonie est une chaleur extraordinaire du poumon avec ulcération, qu'on met au nombre des maladies aigues qui demandent un prompt secours.

N.º 1. Le sirop fait avec le suc de la véronique, avalé de temps en temps loin des repas, profitera beaucoup ici, à cause que l'herbe est si vulnéraire que l'eau qui en est distillée, guérit la plus mauvaise lâdrerie, que nous pourrions appeler un ulcère universel.

N.º 2. Le sirop de vie est tout à fait propre pour remettre le poumon, pour tempérer sa chaleur et pour guérir ses ulcères.

N.º 3. L'eau des escargots, qui est bonne pour les phthisiques, ne sera pas mauvaise aux péripneumoniques, puisque la phthisie et la péripneumonie trouvent leur principale malignité dans l'ulcère des poumons, que cette eau peut cicatriser. Pour en avoir, vous prendrez avant le soleil levé, deux cents petits

escargots ou limaçons à coquille, de
ceux qui montent sur les arbres, et les
ayant lavés dans de l'eau chaude, dans
laquelle vous aurez fait bouillir avant,
pendant un petit quart - d'heure, les
feuilles de l'adianthum ou de quelqu'autre capillaire et les racines du réglisse,
vous les mettrez au bain-marie avec deux
douzaines d'œufs frais, douze onces de
conserve de roses vieille et quatre onces
de sucre fin, pour distiller le tout selon
l'art. Le malade boira, au matin à jeun,
quarante jours de suite, chaque jour
trois onces, de l'eau qui en sera tirée,
mais il n'avalera rien autre de trois ou
quatre heures, pour donner le temps au
remède d'agir selon ses louables qualités.

CHAPITRE XXXII.

Peste.

La peste ne se peut guère éviter dans
ses commencemens.

N° 1. Ne sortez point du logis le
matin, que vous n'ayez pris par la bouche quelque chose cordiale, quand ce
ne serait qu'environ un demi-verre de

bon vin et deux ou trois morceaux de pain. Portez un sachet de toile fine ou de taffetas blanc dans lequel il y ait un bouquet de feuilles de sauge récentes, que vous prendrez soin de changer tous les jours.

N.º 2. Mais si nonobstant toutes ces diligences, vous vous trouvez pris, ou du moins en grand danger de l'être, tâchez de vomir; vous jetterez beaucoup de pourriture qui aurait été le siége de la peste.

N.º 3. Outre ce que nous avons dit, un peu de thériaque fidèlement composée et médiocrement vieille, avalée au matin à jeun, en sortant du lit, ou mélée avec deux ou trois doigts de vin vermeil, est fort bonne ici. De même que la grosseur d'une noisette d'un mélange fait de fleur de soufre et de miel. A la campagne, qui sera bien robuste, se pourra contenter de la décoction de l'écorce intérieure du sureau faite avec trois ou quatre grains de genièvre bien mûrs et bien nourris.

N.º 4. Ambroise Paré nous assure ce que l'expérience a confirmé plusieurs fois du depuis, que la saumure des anchois était contraire au venin de la peste ; ceux qui sont peu délicats, pourront en avaler un grand verre le matin à jeun.

CHAPITRE XXXIII.

Poumon mal affecté.

Le poumon est une pièce qui nous est fort nécessaire ; lorsqu'il est extraordinairement échauffé, il tombe dans la péripneumonie , dont nous avons déjà parlé ; mais lorsqu'il est comme flétri et déffaillant, il nous conduit à la phtisie, dont le troisième et dernier degré qu'on appelle marasme, est estimé incurable ; ce qui nous oblige de recourir aux remèdes avant que nous y soyons arrivés.

N.º 1. Un bouillon fait avec de la bugle et quelque pièce de mouton choisie , comme faisant une bonne potion vulnéraire , accommodera merveilleusement le poumon offensé.

N.º 2. L'eau de pimpinelle prise tous les matins à jeun, durant la nécessité, chaque matin trois onces, avec deux dragmes de son électuaire, n'y pourra

10.

faire que du bien. L'électuaire se compose des feuilles et des racines de la plante, séchées, pulvérisées et mêlées avec du sucre fin. L'eau se distille au bain-marie.

N.º 3. Outre la pulmonaria maculata, qui semble être une espèce de buglose sauvage et qui est du tout propre pour les poumons, il y a une autre pulmonaria qui vient sur l'écorce des vieux chênes et qui semble être une espèce de mousse. Quelques herboristes en font des bouillons avec le mouton, le veau ou la volaille et les herbes capillaires qu'ils peuvent commodément avoir, pour en faire avaler une bonne écuellée aux pulmoniques, le matin à jeun, autant de temps qu'ils les voient en avoir besoin.

CHAPITRE XXXIV.

Frénésie.

La frénésie est un délire ou trouble d'esprit perpétuel accompagné d'une inflammation de cerveau et d'une fièvre continue.

N.º 1. La première maxime de ceux

qui assisteront un frénétique sera de
ne lui contredire en rien ; mais de lui
accorder, au moins en apparence, tout
ce qu'il voudra, pour ne lui pas échauffer
le sang et ainsi augmenter son mal ; la
seconde de lui faire voir peu de lumière,
peu de couleurs éclattantes et de rouge
nommément ; la troisième de ne lui parler que le moins qu'il se pourra, et de
ne le faire pas parler aussi, pour le
disposer doucement au repos qui lui est
si nécessaire ; et la quatrième de le tenir net, de le visiter souvent pour voir
s'il ne s'est point sali ; car s'il vient à
croupir dans ses ordures, la gangrène
le perdra.

N.º 2. Outre ces maximes générales,
pour venir à quelque chose de particulier, un frénétique fort travaillé de la
fièvre, priait instamment qu'on le tuât ;
son chirurgien, homme d'esprit, tire
aussitôt un rasoir, et en ayant fait voir
l'éclat, il dit hautement qu'il l'aurait
bientôt dépêché : là-dessus il lui applique des sangsues autour de la tête ; quand
elles eurent bien sucé et ensuite dé-
gorgé le sang, il y trempa le rasoir ;
après l'avoir habilement tourné et passé

assez rudement au gosier du frénétique, il le fit voir tout sanglant et dit
aux assistans qu'il était mort et qu'il
avait le cou coupé, et comme si cela
était en effet, il fait signe au gens de
se retirer. On ferme les portes et les
fenêtres ; il ne reste qu'une garde qui
ne bouge pas. Le malade déchargé par
les sangsues d'une bonne partie du sang
qui le travaillait, privé d'ailleurs par la
maladie du parfait usage de la raison,
se trouvant dans les ténèbres et n'en-
tendant plus aucun bruit, il s'imagina
aisément qu'il était mort : ainsi fermant
les yeux qui ne voyaient plus aucun objet
qui les occupa, il s'endormit paisible-
ment ; et après quelques bonnes heures,
il se réveilla parfaitement guéri, la cause
du mal cessant par le repos et par la
saignée.

N.º 3. Quelques autres ont été remis
par les cataplasmes suivans : Vous pilez
quatre poignées des feuilles du violier
jaune et deux poignées de notre sauge ;
coupez six onces de pain de seigle, la
croûte ôtée, en six tranches que vous
rôtirez sur la braise ; jetez-les aussitôt
dans du très-fort vinaigre, où ayant

trempé une heure , vous les mettrez dans
le mortier pour les piler avec les herbes
que vous y aviez déjà pilées ; mais ne
metez pas le vinaigre où elles trempaient.
Faites un grand cataplasme de cette
masse, et l'ayant placé entre deux linges
déliés, vous en couvrirez le front et les
tempes du malade; deux plus petits qui
entoureront ses deux poignets, et deux
autres que vous lui appliquerez à la plante
des pieds ; le remède se renouvelle de
six en six heures , avec les herbes fraichement cueillies. Aussitôt que le frénétique reposera, ôtez-lui doucement
ces cataplasmes et laissez-le reposer. Pour
réveiller au contraire les léthargiques
qui reposent trop , frottez-leur le front
avec des feuilles d'ortie ; mais si étant
éveillés , ils en sont inquiétés, frottez-
les alors avec les feuilles de l'oseille
ronde, qui les mettra en repos.

N.º 4. Si les experts jugent à propos
de donner quelque purgation, ils auront
peine de trouver quelque chose de plus
propre pour un frénétique, que la
poudre du Cornachino, qu'on peut donner une ou plusieurs fois, en plus grande
ou en plus petite dose, suivant les effets
qu'elle produira.

N.º 5. Or parce que les frénétiques
ont grand besoin de s'humecter et de se
rafraichir, donnez-leur abondamment de
la tisane ordinaire faite avec l'orge, les
racines de réglisse et de gramen . si vous
l'y voulez ajouter les raisins de panse
et les jujubes, que vous aurez rendues
agréablement acides par quelques gouttes
de l'esprit ou de l'huile de soufre ou de
vitriol, que vous y aurez mêlées; si ce
n'est que vous ayez pilé auparavant le
cristal minéral, et que vous l'ayez fait
bouillir avec la même tisane. Pour un
pot, mesure de Lyon, suffit une dragme
ou la pesanteur d'un écu d'or de ce
cristal. A la campagne où ces ingrédiens
manquent, faites bouillir, en été, dans
la tisane ou dans les bouillons, si vous
voulez, les feuilles de l'oseille ronde,
de l'alleluia qui est une sorte de tréfle
aigrelet, les feuilles et les tiges du fenouil; et en hiver les racines des mêmes
plantes.

CHAPITRE XXXV.

Sang gâté.

Nous avons donné quelques moyens

de mettre hors du corps les humeurs peccantes; quand cela est fait il n'y a plus de sang gâté, à cause que c'étaient ces humeurs qui le gâtaient et qui le rendaient impur : voyez ce qui est marqué au chapitre 19; et si vous désirez quelque chose de plus, jetez les yeux sur celui-ci.

N.º 1. L'écorce intérieure du sureau pilée récente dans un mortier de pierre avec un pilon de bois, donnera un suc par expression, lequel mis dans un verre à la hauteur de deux doigts, avec deux fois autant de lait de vache fraichement tiré, avalé au matin à jeun, le malade étant dans le lit, purgera sans danger, quoiqu'avec assez de violence les humeurs peccantes en quantité et en qualité, celles du mal de Naples même, qui sont virulentes; mais il faut choisir le temps propre pour user du remède; le temps sera mars, avril, septembre et octobre; après que vous l'aurez avalé, ne prenez rien autre de cinq ou six heures.

N.º 2. Le sang échauffé se tempère par le repos du corps et par le repos de l'esprit, qui est autant ou plus né-

cessaire que celui du corps ; par les
bouillons rafraichissans où vous mettrez
des feuilles d'arroche, de laitue, d'endive, d'oseille, de pourpier ; et l'hiver,
lorsque ces feuilles manqueront, vous
mettrez les graines de melon, de concombre, de courge et de citrouille. Le
sang se tempère aussi par les émulsions
faites avec les graines que nous venons
de nommer et avec celles encor, si vous
voulez, de citron, de limon, d'orange,
de chicorée amère, de dent-de-lion.
Ces émulsions se prennent le soir, deux
ou trois heures après un léger souper,
un peu avant que d'entrer au lit ; si ce
n'est que vous aimiez mieux avaler alors
quelques sirops rafraichissans mêlés
avec d'eau bien fraîche ; ou qui craindra
l'eau, avec de la tisane pectorale. Les
plus propres seront : le sirop violat
récent, le sirop rosat, le sirop de citron, de limon ou de nymphæa. Qui
n'aura point de sirop ou qui n'en voudra point, qu'il fasse bouillir dans
l'eau qu'il boira ou dans sa tisane, un
peu de cristal minéral réduit en poudre très-subtile, et il se rafraichira.
Le sang se tempère enfin, par le bain

d'eau douce pris le matin, avant le dîner
ou le soir avant le souper; on le pourrait prendre encore trois ou quatre heures après un souper fort sobre; mais
parce que ce remède n'est pas pour toute
sorte de saisons, ni même pour toute
sorte de personnes, il sera bon de con-
sulter des experts.

N.º 3. Au commencement de ce chapitre j'ai marqué un moyen de purifier
le sang et de vider les humeurs sura-
bondantes des personnes robustes; j'en
mets ici un autre pour les hommes particulièrement, que l'âge aura déjà un
peu affaiblis. Mêlez bien ensemble trois
onces d'aloès zocotorin, demi-once de
myrrhe choisie et demi-scrupule de bon
saffran, réduits auparavant, chacun à
part, en poudre très-subtile, une once
du suc de concombre sauvage, deux
onces du suc des roses pâles, deux
onces et demi d'eau-de-vie rectifiée;
séchez ce mélange au soleil, et l'ayant
puis pulvérisé, vous le malaxerez avec
de nouvelle eau-de-vie, pour le former
en pilules.

CHAPITRE XXXVI.

Soif extraordinaire.

La soif, à proprement parler, n'est pas une maladie ; lors pourtant qu'elle est extraordinaire, elle nous travaille quantité de maladies ; c'est ce qui m'engage à marquer ici quelques moyens d'y pourvoir ; mais pour le faire avec plus d'assurance et de facilité, tâchez d'en reconnaître la cause.

N.º 1. Si votre soif vient de quelque grand épuisement, vous pourrez boire, mais avec modération, de peur de suffoquer la chaleur naturelle ; ou si la soif vient du soleil, ou du chemin, ou de quelque travail pénible, gardez-vous bien de vous exposer à l'air frais, ni de boire d'eau fraîche, ni même du vin frais, metez-vous plutôt auprès d'un bon feu, si vous en avez la commodité, prenez une chemise bien chaude et bien sèche, et après vous être un peu reposé, buvez un petit demi-verre d'excellent vin pur, presque tiède.

N.º 2. Aux grandes chaleurs de l'été,

on se désaltèrera agréablement en mêlant le sirop du roi François I.ᵉʳ avec un grand verre d'eau fraîche, et en avalant ce mélange. Pour en avoir, vous ferez bouillir six onces d'eau rose avec quatre onces de sucre fin pulvérisé, en consistance de sirop.

N.º 3. Le cristal minéral réduit en poudre très-subtile et bouilli environ demi-heure avec d'eau de fontaine ou de rivière, la rendra plus agréable à boire par son acidité, et résistera au venin qui se rencontre en certaines fièvres malignes.

N.º 4. Le verjus fait de bons aigrats de treille, cuit comme il faut avec du sucre fin, donnera son sirop, qui non-seulement éteindra la soif, mais encore apaisera les apétits déréglés des femmes enceintes et des filles opilées.

N.º 5. Un oxicrat composé d'un grand verre d'eau fraîche, d'une cuillerée de sucre fin pulvérisé et de sept ou huit gouttes au moins d'excellent vinaigre rosat, bien mêlés ensemble, sera propre pour désaltérer en été. Celui qui n'aura point de sucre fin, ni de vinaigre rosat, pourra faire un oxicrat avec le simple vinaigre et l'eau.

N.º 6. L'alleluia , sorte de trèfle aigrelet , qu'on trouve à la campagne et qu'on cultive quelquefois dans les jardins, est propre pour la soif des fébricitans : en été on fait bouillir un petit quart d'heure ses feuilles dans l'eau, et en hiver environ une demi-heure ses racines, qui trompent agréablement les malades, en donnant à l'eau la couleur du vin.

CHAPITRE XXXVII.

Phthisie.

La phthisie est un mal qui conduit ordinairement à la mort ceux qui en sont atteints, ou parce qu'ils ne prennent pas les remèdes propres, ou parce qu'ils ne les prennent pas assez tôt.

N.º 1. Le premier moyen et le plus assuré de se guérir de la phthisie, c'est de téter une jeune femme chaste, de belle humeur, nourrie de bonnes viandes, et qu'elle ait une quantité de bon lait. Mais comme la bienséance ne permet pas l'usage de ce remède à toute sorte de personnes, il en faut proposer d'autres.

N.º 2. Celui qui se présente d'abord, c'est le régime de vie; lequel consiste à ne rien manger que du beau pain blanc de froment, bien levé, bien cuit et bien rassis, avec des raisins de panse, et à ne boire que de la tisane faite avec l'orge et le réglisse; mais ce régime ne se gardera pas avec la même facilité dans toutes les provinces : les méridionales y auront le moins de peine, à cause qu'on y mange plus volontiers le pain sec et les fruits; on ne s'y soucie guère de la chair des boucheries.

N.º 3. La décoction en vin des racines de l'ancholie se donne pour les ulcères du poumon, par conséquent, pour la phthisie.

N.º 4. Or, la phthisie est tenue pour incurable lorsque le phthisique a la bouche puante; le crachat jeté sur le charbon puant, qu'il perd l'apétit, que ses cheveux tombent et que la diarrhée survient là-dessus, et lui enlèvent le peu de forces qui restent; au cas qu'il ne soit pas encore arrivé là, vous le soulagerez par le loock suivant, qu'il prendra de six en six heures, autant de temps que la nécessité l'obligera :

de la masse des pilules de cynoglosse, d'un loock pectoral, et d'une décoction de chou cabus rouge, dans quoi on mettra dissoudre un peu de sucre rosat.

CHAPITRE XXXVIII.

Surdité.

Nous appelons ordinairement sourds ceux qui sont durs d'oreilles et qui n'entendent qu'avec peine et ceux qui n'entendent rien du tout. Pour remédier à ce mal, il faudrait en connaître la cause; si l'organe est notablement intéressé, vous aurez de la peine d'y réussir; mais si l'organe est entier, et que le mal ne soit pas invétéré, ni la personne qui souffre trop âgée, essayez quelqu'un des remèdes suivans :

N.° 1. Le coton musqué, mis dans l'oreille et changé tous les jours, a guéri des surdités en desséchant peu à peu l'humeur qui abreuvait le tympan, et en éloignant doucement le froid qui le rendait engourdi, peu capable, par conséquent, de s'acquiter de sa fonction ordinaire. Ce remède n'est pas universel.

N.º 2. Le sang d'une taupe instillé dans l'oreille, la remet en état, à ce qu'on dit. La taupe se pend vive par les pieds; on lui donne quelques chiquenaudes au nez, et ainsi on a du sang.

N.º 3. On dit que le suc de la marjolaine fine instillé dans l'oreille, fait ouïr les sourds : tout ce que je puis dire là-dessus, c'est que l'essai paraît innocent et qu'il n'est pas difficile. La vapeur d'hedera terrestris qu'on fait bouillir dans d'eau commune, reçue dans l'oreille, en bannit les bourdonnemens qui disposent à la surdité, au dire des médecins; ce qui pourtant n'est pas toujours vrai.

N.º 4. Des hommes entièrement sourds ont été libres de ce mal par le remède suivant, qu'il ne faut pas estimer universel; mais qui, à certaine surdité, opère des merveilles : ayez vingt ou trente baies de laurier mûres ; metez-les dans un petit pot de terre neuf et vernissé, avec deux verres de bon vin vermeil, sur un petit feu de charbons sans fumée; appliquez sur ce pot un entonnoir de carton ou de papier bien fort, qui en occupe toute l'ouverture, afin que la vapeur qui en sortira entre toute dans l'oreille; ce qu'il est bon de faire le matin, avant que le sourd n'ait rien pris. Si vous continuez ce remède, vous verrez sortir une humeur crasse qui embarrassait l'oreille et causait la surdité.

CHAPITRE XXXIX.

Rache.

La rache, c'est ainsi qu'on appelle ordinairement ici une espèce de rogne ou teigne contagieuse, qui s'attache le plus souvent à la tête des enfans et à celle quelquefois des personnes plus âgées, ne se guérit pas sans peine; on lui peut faire quelqu'un des remèdes suivans :

N.° 1. A la ville, brûlez le plus gros papier que vous pourrez rencontrer; mêlez la cendre avec du fort vinaigre, pour en faire un cataplasme à la tête du teigneux, laquelle vous couvrirez puis d'un bonnet de grosse toile ou de futaine. Continuez la cure autant de temps qu'il sera nécessaire; ne la commencez pas que vous n'ayez rasé ou du moins coupé, le plus près qu'il se pourra, les cheveux du malade, parce qu'ils empêcheraient de faire la cure. Il faut renouveler le cataplasme tous les matins.

N.º 2. Ayez de l'urine de bœuf assez chaude, ou du moins tiède, avec laquelle vous laverez, jusque au sang, la tête du teigneux, que vous saupoudrerez puis avec le blanc de la fiente de poule séché au four; si elle manque, vous lui substituerez la suie de cheminée la plus subtile, que vous mêlerez auparavant avec le plus fort vinaigre que vous aurez.

N.º 3. L'eau de noix ne sera pas si difficile à faire que l'onguent de la vélutte, quoique la façon de cet onguent n'excède pas la capacité d'un simple artisan tant soit peu spirituel, elle ne laissera pas pourtant de guérir aussi, si vous en baignez la tête du teigneux, laquelle, après quelque temps, il faudra laver avec la lessive ordinaire, fort chaude; et après quelque temps aussi, frotez-la assez rudement avec un frottoir de toile bien rude; enfin, baignez-la de la même eau de noix pour la seconde

fois. Vous continuerez ce remède pendant plusieurs jours, durant la nécessité.
Il semble être plus propre pour la rache
ou teigne humide que pour la sèche.

CHAPITRE XXXX.

Toux.

OUTRE la toux ordinaire, qui fait ordinairement
cracher ceux qui en sont travaillés, il y en a une
autre que nous appelons toux sèche qui tourmente
beaucoup, quoique ceux qu'elle tourmente ne cra-
chent que peu ou point du tout.

N.º 1. Contre cette toux sèche quelques docteurs
ordonnent l'eau distillée de la pariétaire. Si quelqu'un me dit qu'il n'a point d'alembic, je lui répondrai de piler l'herbe dans un mortier de pierre ou
de bois, d'en exprimer et d'en avaler le suc. Diosco-
rides donnait déjà le même suc contre la vieille
toux, sans faire aucune distinction de toux humide
et de toux sèche. La dose était un cyathe, mesure
ancienne, qui contenait quatre cuillerées ou environ.

N.º 2. La toux sèche se modère fort par l'usage
de l'eau distillée des fleurs blanches de nymphea.
La toux humide, surtout si le temps l'est aussi et
que la saison ne soit pas chaude, s'accommoderait
mieux avec l'eau distillée de sauge; avalez-en une
cuillerée le soir en entrant au lit; à son défaut, un
demi-verre de sa décoction faite en vin et mêlée
avec du sucre.

N.º 3. Une pincée de soufre en poudre, mêlée
avec un jaune d'œuf frais, à demi cuit, ce mélange
pris le matin à jeun, cinq jours de suite, par un
adulte et trois jours seulement par un enfant, fait
passer quelque toux que ce soit. Si vous voulez faire
le remède encore meilleur, mêlez avec le jaune
d'œuf un demi-dragme de soufre et la grosseur d'un

pois chiche d'assa dulcis, qui est le véritable benjoin du levant, médiocrement pilé; avalez ce mélange le matin, long-temps avant le dîner, faites-en autant le soir, long-temps après un léger souper; on assure que bientôt vous serez libre, si ce n'est que la toux soit fort invétérée, alors il faudra continuer quelque peu plus que vous n'aurez fait.

N.° 4. En temps froid, à une toux provenue de cause froide, fondez du beurre frais, avec lequel vous mêlerez un peu de saffran séché et de muscade, appliquez chaudement ce mélange sur l'estomac; ensuite un linge gras et chaud, et par-dessus un autre linge nullement gras et parfaitement chaud, que vous plierez en trois ou quatre doubles et que vous y laisserez appliqué toute la nuit. Souvenez-vous seulement que le saffran doit être pilé et la muscade râpée.

CHAPITRE XXXXI.

Vérole.

Je commence par la petite vérole qui attaque beaucoup plus d'enfans que de grandes personnes; remédiez-y au plutôt, à cause que c'est un mal qui a son venin; prenez garde surtout que le vérolé ne prenne pas l'air, et fortifiez-le par des cordiaux tant pris par la bouche que placés sur la région du cœur.

N.° 1. La poudre de vipère est ici en grande estime, si vous en voulez une qui opère avec plus de douceur et plus de force, ajoutez à trois onces de cette poudre, deux onces de sucre candi, demi-dragme d'huile de la racine d'angélique, et demi-dragme d'huile de l'écorce de citron. La dose est d'environ demi-dragme, suivant la disposition du malade et l'effet qu'elle produira.

N.° 2. Si vous vous sentez pris de la vérole, au commencement, prenez deux bouteilles d'eau de la forge de quelque maréchal, de la plus sale, avec

deux bouteilles de lait de vache, pour quinze
sous de poudre de Gaillard que vous trouverez chez
les boutiquiers, pour trois sous de sel de nitre, une
pincée de poudre à tirer ; vous mettrez tous ses ingrédiens dans un pot, pour bouillir jusqu'à la décroissance de la moitié. Faites attention que le pot soit
couvert ; après vous le laisserez refroidir, vous le
coulerez par un linge, vous le remettrez dans deux
bouteilles et vous en boirez un verre tous les matins
à jeun, rien autre de quatre heures, pendant huit
jours de suite. Il faut que le verre soit un peu grand
et que chaque bouteille tienne quatre verres ; vous
remuerez la bouteille toutes les fois que vous en
boirez ; après vous prendrez un peu de sucre que
vous avalerez. Ce remède se continue pendant huit
jours de la même façon.

N.º 3. J'ajoute ici quelques moyens de combattre
la grosse vérole. Le premier secret qu'il y a, c'est
de tâcher de s'en défaire au premier soupçon raisonnable qu'on aura, et alors la tisane de la petite centaurée sera bonne ; car quoiqu'on y emploie le mer-
cure, néanmoins parce qu'elle est bonne aussi contre
les vers qui attaquent les enfans et les grandes personnes, et que d'ailleurs elle purifie le sang et le
décharge des sérosités bilieuses qui l'embarrassent
assez souvent, on s'en peut servir sans donner aucun
légitime soupçon.

N.º 4. Mais parce qu'il peut arriver que le mal
ne soit pas sitôt découvert, et qu'ainsi la tisane que
je viens de marquer ne soit pas assez forte, je mettrai
ici quelques autres remèdes plus puissans contre ce
vilain mal, dont le premier se tirera du sureau. Le
malade, au mois de mars, d'avril, de septembre et
d'octobre, dans un de ces mois, prendra le lundi de
la semaine une purgation peu violente ; le mardi une
semblable, comme seraient vingt-cinq ou trente
grains de la poudre du Cornachino, en bolus, immédiatement après, du vin dans un verre ou du bouillon
dans une écuelle ; mais rien autre de cinq ou six
heures ; le mercredi qu'il se tienne en repos ; le
jeudi, ayant lavé en vin blanc, puis essuyé l'écorce

intérieure de la racine du sureau avec un linge net,
il la pilera dans un mortier de pierre, il en tirera
le suc et il mêlera deux doigts du suc exprimé dans
un verre avec quatre doigts de lait de vache ou
d'ânesse, qu'il avalera le matin à jeun, étant encore
dans le lit, où il restera toute la journée, ne se levant que par pure nécessité. Il sera vidé avec assez
de violence, mais sans danger. Les cinq ou six jours
suivans il fera sagement de provoquer la sueur à la
façon marquée au chapitre de la paralysie, à cause
que cette vérole semble avoir son siége dans une
pituite envénimée, qu'il est bon de pousser par les
sueurs.

CHAPITRE XXXXII.

Verrues.

Quoique les verrues incommodent quelquefois,
on ne les met pas au rang des incommodités de
l'homme; mais bien plutôt au rang de ses difformités
dont on n'est pas fâché de se défaire; il y en a qui
y emploient le fer ou le feu, croyant d'avoir plutôt
fait, ils se trompent lourdement. Laissez ces remèdes
violents et dangereux pour pratiquer à votre choix
quelques-uns de ceux que je vais dire.

N.° 1. Une limace rouge fait passer certainement
les verrues des mains; vous les en frottez jusqu'à
tant qu'elle soit réduite en écume; vous y laissez la
limace exposée à l'air de la campagne pendant quelques heures; après qu'elle s'y est séchée, lavez bien
vos mains avec d'eau claire et nette. S'il reste quelque rougeur où étaient les verrues, ne vous en metez pas en peine, car elle s'en ira d'elle-même. Un
jeune homme avait un polype au nez qui le rendait
fort désagréable; une servante l'avertit qu'il devait
avoir quelque verrue sur le corps qui abreuvait ce
polype; en effet, on en trouva une, et comme on
l'eut arrachée, le polype s'en alla de lui-même.

N.° 2. Aux verrues du visage particulièrement, employez les petits escargots ou limaçons à coquille; vous les piquerez avec une épingle, et de l'humeur qui en sortira, vous en frotterez vos verrues.

N.° 3. A quelque verrue que ce soit, le suc de bourrache peut servir : vous pilez ses feuilles récentes et vous en frotez par intervalles les verrues, jusqu'à tant qu'elles ne paraissent plus.

N.° 4. On attribue la même vertu à nos choux de jardin, à la réserve des cabus; mais comme je n'en ai pas fait d'expérience, je m'en remets à la bonne foi des auteurs qui disent qu'on laisse sécher de lui-même le suc de ce chou sur les verrues.

CHAPITRE XXXXIII.

Vers dans le corps humain.

IL y a peu de parties du corps qui ne soient quelquefois infectées des vers; mais comme le plus souvent ils attaquent les intestins, nous donnerons ici quelques moyens de les en délivrer.

N.° 1. Zacut le Portugais, docteur célèbre de son temps, écrit qu'ayant épuisé toute sa science pour soulager un enfant que les vers avaient réduit à l'extrémité, et voyant qu'il n'avançait en rien, il broya des aulx secs dans un mortier de pierre, et en ayant exprimé le suc, il le mêla sur-le-champ avec d'excellent vin vermeil, et il fit avaler ce mélange à l'enfant, qui jetta quantité de vers, les uns vifs, les autres morts, de quoi il ne faut pas s'étonner, puisque l'ail est ennemi de la pourriture, qui est la nourrice des vers. Mais remarquez que les aulx de ce remède étaient secs, ce qui fut fait bien à propos, parce que l'ail vert travaille l'estomac, à quoi un habile médecin doit prendre garde.

N.° 2. Un remède souhaitable aux adultes, s'il est aussi sûr qu'aisé, sera d'avaler, le matin à jeun, trois jours de suite, au dernier quartier de la lune, chaque jour une cuillerée de miel, et quelque peu de temps après deux cuillerées d'excellent vin rouge.

N.° 3. Une once d'eau rose, une once du suc de citron ou de limon récemment exprimé et un scrupule de saffran séché et pilé, mêlés ensemble, puis avalés le matin à jeun, chassent les vers du corps des enfans délicats. Pour les adultes, il faudra doubler la dose.

CHAPITRE XXXXIV.

Ulcères.

COMME les ulcères ont une malignité toute particulière, nous marquerons ici quelques remèdes qui feront du bien aux ulcérés.

N.° 1. Le premier sera l'onguent noir qu'on appelle aussi l'onguent de Saint-Bernard; pour sa composition vous prendrez huit onces de ceruse en pain, quatre onces de litharge d'or en pierre; après les avoir séparément réduites en poudre très-subtile, vous les mêlerez bien, vous les mettrez dans un pot de fonte, avec deux livres d'huile d'olive et une livre de cire neuve, divisée en petites pièces. Le pot arrêté sur un petit feu de charbon sans fumée, demeurera ferme, pendant qu'avec une spatule de fer bien nette, vous remuerez sans cesse ce qui est dedans, jusqu'à tant qu'il soit parfaitement noir et qu'il ne s'attache plus aux doigts. Cet onguent, qui s'applique froid, servira aussi pour une tumeur qui serait survenue au sein. On le peut garder longtemps dans un pot de terre net exactement couvert.

N.° 2. J'ajoute ici un autre onguent que je nomme onguent de Mai, parce qu'il le faut faire, s'il se peut, en ce mois, le beurre qui entre dans sa composition ayant alors plus de vertu. Vous en prendrez du plus frais et du meilleur douze onces; cire neuve, moitié blanche et moitié jaune, ou toute jaune huit onces, diapalma que vous trouverez chez les apothicaires, trois onces. Metez ces trois ingrédiens dans une bassine bien nette, sur un petit feu de charbon sans fumée, où vous les fondrez lentement, en les remuant assez fort avec une spatule. Quelqu'un démêlera deux dragmes de vert-de-gris réduit en poudre impalpable, avec dix dragmes d'huile d'olive choisi et exempt entièrement de crasse, dans un plat de fayence ou d'autre terre vernissée; au cas que vous soyez seul, faites ce mélange vous-même; que vous verserez puis aussitôt dans la bassine, où l'ayant exactement remué, ne manquez pas de retirer habilement du feu la même bassine, pour y verser deux onces et demi de térébenthine, que vous incorporerez avec le reste soigneusement. Votre onguent fait, vous le conserverez dans quelque endroit tempéré. Il déterge, il incarne et cicatrise les plaies et les ulcères. On l'étend sur le chevrotin ou sur quelqu'autre peau déliée, et on le change tous les jours. Vous pourrez vous servir de cet onguent pour le charbon, qui est un ulcère vénimeux véritablement inflammant, et pour le furoncle. Servez-vous de cet onguent autant chaud que vous pourrez le souffrir.

N.º 3. Aux ulcères chancreux, qui ne sont que peu ou point différens des chancres ouverts, vous pouvez entr'autres remèdes, appliquer l'onguent. J'ajouterai ici par occasion une vertu assez singulière de cette reine de fleurs qui mérite bien qu'on en fasse l'expérience. Prenez ces petites pointes droites safranées qu'elle vous présentera aussitôt qu'elle sera épanouie; séchez-les proprement enveloppées dans du beau papier blanc. Lorsqu'une femme sera en travail d'enfant, pulvérisez-en un dragme, que vous lui ferez avaler avec trois ou quatre doigts d'excellent vin vermeil, et vous la soulagerez.

CHAPITRE XXXXV.

Ophtalmie.

Pour conserver votre vue ne souffrez jamais qu'on vous tire trop de sang ; ne veillez pas trop, surtout en vous appliquant à une lecture ou à une écriture sérieuse ; n'arrêtez pas long-temps vos yeux sur un objet fort éclattant ou fort mouvant, et ne forcez pas votre vue.

N.º 1. Outre ces maximes générales, pour dire quelque chose en particulier, non-seulement de l'ophtalmie, qui est, à proprement parler, l'inflammation des yeux ; mais encore de leurs autres incommodités, je puis assurer qu'un jeune homme de ma connaissance ayant perdu entièrement la vue, il la recouvra parfaitement en moins de quinze jours, par l'industrie d'un habile médecin, auquel je le recommandai. Je ne fus pas soigneux alors de copier ses ordonnances ; mais je puis assurer seulement qu'il fît avaler à l'aveugle beaucoup d'apozèmes, où entre autres simples, il y avait d'hieracium sabaudum, qu'il avait fort recommandé et que j'allais moi-même ramasser à la campagne. Outre cela il voulut qu'on le saignât au milieu du front, ce que je fis faire en ma présence.

N.º 2. L'aveugle dont je viens de parler avait une goutte sereine qui lui était arrivée par l'obstruction des nerfs optiques. Comme savent les docteurs, le point essentiel fut de dissiper cette obstruction avant qu'elle résistât aux remèdes, étant une fois invétérée. Un enfant ayant perdu la vue par un réjaillissement de mortier qui lui remplit les deux yeux, d'où vinrent bientôt deux mailles qui lui couvrirent les deux prunelles, on la lui rendit par un remède bien simple, qui fut de broyer des feuilles récentes du trèfle des prés, et de les appliquer en cataplasme.

N.º 3. A la rougeur, douleur et inflammation des

yeux, batez bien ensemble d'eau rose et la glaire d'un œuf de poule frais, le germe ôté; trempez-y un linge blanc et usé, que vous appliquerez, le malade étant au lit. Ce remède s'appelle collyre; mais remarquez deux choses : la première; que des semblables remèdes doivent s'appliquer sur les deux yeux, quoiqu'il n'y en ait qu'un d'incommodé; et la seconde qu'il faut qu'ils soient alors tièdes.

N.º 4. Aux larmes des yeux, si elles viennent de l'abondance de la pituite, il sera bon d'en décharger le cerveau par quelque remède propre comme serait la décoction de la petite centaurée, dont il a été déjà parlé, mais si elles viennent de la faiblesse du même cerveau, fortifiez-le par l'usage de quelque poudre ou de l'eau distillée de la marjolaine; si l'eau manque à cause que vous n'avez point d'alambic, le suc exprimé des feuilles récentes de la même herbe suffit attiré par le nez; à quoi vous pourrez ajouter du saule qui dessèche sans mortification; vous ne l'attirerez pas par le nez comme on tire l'eau et le suc de la marjolaine; mais vous en mouillerez vos yeux de temps en temps, loin des repas. Pour en avoir, vous percerez jusqu'au milieu, avec une petite tarière, une branche de saule assez grosse, au printemps, lorsque l'arbre est en sève. La liqueur qui en découle est l'eau de laquelle nous parlons.

N.º 3. Les roses rouges pilées dans un mortier de pierre avec un pilon de bois et exprimées par un linge net, rendront un suc lequel mis dans une bouteille de verre ouverte, y bouillira et y purifiera; ainsi purifié, mêlé ensuite avec du sucre fin et mis dans les yeux; il les fortifiera bien, arrêtera les vieilles fluxions et les larmes involontaires.

CHAPITRE XXXXVI.

Urine incommode.

L'URINE nous est incommode lorsqu'elle est trop

échauffée, qu'elle sort du corps contre notre volonté, ou qu'elle s'y arrête lorsqu'elle en devrait sortir.

N.º 1. L'urine paraît quelquefois sanglante, d'où l'on juge qu'elle est fort échauffée ou qu'il y a une veine rompue dans le corps, quoiqu'il ne soit rien de tout cela; ceux qui ont mangé des fruits d'une plante appelée figuier d'Inde savent ce qu'il en est; mais s'ils sont instruits, ils ne s'en effrayent pas; à cause que dans vingt-quatre heures leur urine reprend d'elle-même sa couleur naturelle, sans qu'il leur en vienne aucun inconvénient.

N.º 2. L'urine simplement échauffée paraît assez souvent rougeâtre, quoiqu'il n'y ait point de sang; il n'est donc alors question que de tempérer cette urine, ce qui se fait fort bien par le repos du corps et de l'esprit, par une nourriture humectante et rafraichissante, et par des juleps ou des émulsions avec les semences froides et les sirops rosat, ou violat, ou de nymphæa, ou de limon, pris le soir, avant que d'entrer au lit; si ce n'est que vous aimiez mieux le matin; en étant sorti, avalez un mélange d'un blanc d'œuf bien frais, le germe ôté, et une petite demi-écuellée d'eau rose excellente.

N.º 3. Un autre remède sera de faire sécher un poisson trouvé dans le ventre d'un brochet, de le réduire en poudre, de mêler un dragme de cette poudre avec un demi-verre de gros vin rouge, et de donner le soir aussi ce mélange.

N.º 4. Au flux d'urine qui arrive hors du sommeil, on conseille de manger à jeun, tous les matins, durant la nécessité, un myrabolancitrin bien confit ou un rable de lièvre cuit avec les semences d'aneth, d'anis et de persil.

N.º 5. A la difficulté et à l'entière suppression d'urine, qui n'en connaîtra pas la cause ne pourra y apporter un remède bien assuré; il pourra pourtant en essayer de ceux qui sont marqués ici, puisqu'ils sont assurément diurétiques. Pilez, le soir, un gros oignon blanc dans un mortier de pierre avec un pilon de bois; jetez-le aussitôt dans un grand verre de bon vin blanc, où il infusera toute la nuit; au matin, vous le coulerez avec expression médiocre ; le malade boira la coulure à jeun. Dioscoride, à même dessein, faisait cuire l'oignon dans l'eau, ce qui lui rabat son acrimonie.

N.° 6. Percez avec une petite tarière, une branche de bouleau assez grosse jusqu'au milieu, quelque beau jour du mois de mars ; conservez l'eau qui en sortira dans des bouteilles exactement bouchées, pour en boire contre la difficulté d'urine et contre le calcul, au matin à jeun, durant tout le mois de mai, chaque jour trois ou quatre cuillerées. Qui voudra pourra en boire encore les autres mois ; mais trois ou quatre jours seulement, vers le défaut de la lune de chaque mois.

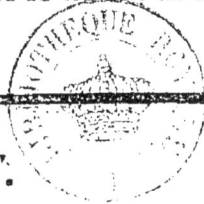

CERTIFICAT.

Le sieur Cherfils, *du lieu de Baumont (Drôme), désire de faire réimprimer un petit livre de secrets, disant appartenir à ses ancêtres ; il n'y a rien qui s'oppose à l'impression.*

Chabeuil , le 28 *juillet* 1829.

POINT , docteur en chirurgie.

FIN.

www.ingramcontent.com/pod-product-compliance
Lightning Source LLC
Chambersburg PA
CBHW071525200326
41519CB00019B/6069